皮肤病中医特色适宜技术操作规范丛书

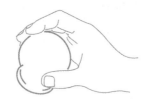

# 皮肤病
# 拔罐疗法

主　审 ｜ 段逸群

总主编 ｜ 杨志波　李领娥
　　　　刘　巧　刘红霞

主　编 ｜ 刘红霞　丰　靓

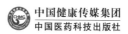

中国健康传媒集团
中国医药科技出版社

# 内 容 提 要

　　本书分为基础篇、技法篇、临床篇三个部分。基础篇主要介绍拔罐疗法的历史源流、理论基础及作用原理；技法篇介绍了拔罐疗法的操作要领、注意事项和意外处理等；临床篇重点介绍了运用拔罐疗法治疗的26种临床优势皮肤疾病。适合中医皮肤科医生、中西医结合皮肤科医生、中医爱好者参考阅读。

## 图书在版编目（CIP）数据

　　皮肤病拔罐疗法 / 刘红霞，丰靓主编 . — 北京：中国医药科技出版社，2018.10

　　（皮肤病中医特色适宜技术操作规范丛书）

　　ISBN 978-7-5214-0480-7

　　Ⅰ . ①皮…　Ⅱ . ①刘…　②丰　Ⅲ . ①皮肤病—拔罐疗法—技术操作规程　Ⅳ . ① R244.3-65

　　中国版本图书馆 CIP 数据核字（2018）第 223320 号

**美术编辑**　陈君杞
**版式设计**　锋尚设计

出版　**中国健康传媒集团** │ 中国医药科技出版社
地址　北京市海淀区文慧园北路甲 22 号
邮编　100082
电话　发行：010-62227427　邮购：010-62236938
网址　www.cmstp.com
规格　880 × 1230mm　$^1/_{32}$
印张　$6^3/_8$
字数　127 千字
版次　2018 年 10 月第 1 版
印次　2023 年 6 月第 3 次印刷
印刷　北京盛通印刷股份有限公司
经销　全国各地新华书店
书号　ISBN 978-7-5214-0480-7
定价　32.00 元

获取新书信息、投稿、为图书纠错，请扫码联系我们。

# 本书编委会

主　　编　刘红霞　丰　靓

副 主 编　刘朝霞　张成会　杨　敏　　魏建华

编　　委　（按姓氏笔画排序）

于　琴　王　纯　王　强　方　慧

左文慧　左永杰　白天森　刘淑珍

杨文浩　李　铮　李鹏英　张连云

张桂荣　武亦阁　欧　韵　罗小军

周蔓钰　赵　阳　姚尚萍　徐优璐

高雪雯　梁可意　符海燕

秘　　书　郭　菲

　　中医药是一个伟大的宝库，中医特色疗法是其瑰宝之一，几千年来，为广大劳动人民的身体健康做出了巨大的贡献。皮肤病常见、多发，然而许多发病原因不清，机制不明；对于皮肤病的治疗，西医诸多方法，疗效不显，不良反应不少，费用不菲。中医特色疗法具有简、便、廉、效等特点，受到了皮肤科医生和广大患者的欢迎。为了进一步开展中医特色疗法在皮肤病方面的运用，中华中医药学会皮肤科分会在总会领导的关心和帮助下，在中国医药科技出版社的大力支持下，精心组织全国中医皮肤科知名专家、教授编写了本套《皮肤病中医特色适宜技术操作规范丛书》，其目的就是规范皮肤病中医特色疗法，提高临床疗效，推动中医皮肤病诊疗技术的发展，造福于皮肤病患者。

　　本套丛书按皮肤科临床上常用的17种特色疗法分

为17个分册，每分册包括基础篇、技法篇、临床篇，文字编写力求简明、扼要、实用，配以图片，图文并茂，通俗易懂。各分册附有视频，以二维码形式承载，阐述其技术要领、操作步骤、适应证、禁忌证及注意事项，扫码观看，一目了然，更易于掌握。本丛书适合临床中医、中西医结合皮肤科医生及基层医务工作者参考使用。

本套丛书的编写难免有疏漏不足之处，欢迎各位同道提出宝贵意见，以便再版完善。

杨志波

2018年8月2日于长沙

拔罐疗法是中医学非药物民间疗法的一个重要组成部分。古代有"角法""针角""水角""吸法""火罐""煮竹筒法"等不同称谓，通过文献研究，可对拔罐疗法不同历史时期的名称，罐具材料，吸拔方法以及适应证，禁忌证有一个比较明确的认识，现代临床上，将拔罐与其他疗法相结合，如药物疗法，针灸疗法等。同时，拔罐疗法的治疗范围也突破了历代以吸拔脓血疮毒为主的界限，开始应用于多种病症，如《本草纲目拾遗》所云："拔罐可治风寒头痛及眩晕、风痹、腹痛等症。"可使"风寒尽出，不必服药"。

拔罐疗法，起初主要为外科治疗疮疡时，用来吸血排脓，随着医疗实践的不断深化，其工具材料和操作方法已有改进和发展，适应证也不断增加。拔罐疗法在现代西方医学里被列为补充替代疗法的一种。近年来，拔罐疗法开始受到越来越多的传统医学专家和主流医学界医师们的关注，随机对照试验也引入拔罐疗法的研究里；随着学科的交叉渗透，其他专业领域的研究者也从各个专业的视角来研究和探讨拔罐疗法。总之，拔罐疗法作为防病治病的传统保健方法，将会在临床中得到更大的推广应用。为了更好的继承及发扬拔罐疗法的经验，使这一独特的疗法得到发展与推广，结合刘红霞教授多年的临床应用经验，编撰此书。

　　本书结合临床经验分为基础篇、技法篇、临床篇三部分。基础部分主要介绍拔罐疗法的历史沿革、治疗皮肤病作用机制及功效及研究进展；技法篇以拔罐方法、起罐方法、操作方法、操作要领、注意事项、操作时注意事项、禁忌证、适应证几个方面详尽介绍罐法的使用相关问题；临床篇着重介绍罐法在皮肤病常见病种中的应用，重点把拔罐疗法的临床优势疾病介绍给大家，总共26种皮肤疾病。每一个疾病分为概述、临床表现、治疗、按语四部分；概述部分从定义、病因病机、好发人群及部位、中西医病名等几个方面对所要阐述的疾病做一介绍；临床表现部分主要介绍该病常见症状及作者对相关疾病的认识；治疗部分主要包括处方、定位、拔罐疗法三部分，其中拔罐疗法包含疾病的操作方法及注意事项等；按语部分包含拔罐疗法在该疾病的应用，选择方法及穴位的依据等方面。

拔罐疗法适应证广泛，对皮肤病中银屑病、痤疮、带状疱疹等疾病有独特的效果。刺络拔罐法等综合方法有助于拔罐疗法提高和发展，以适应现代疾病防治的需要。本书难免有不足疏漏之处，敬请各位同道指正。

编者

2018年6月26日

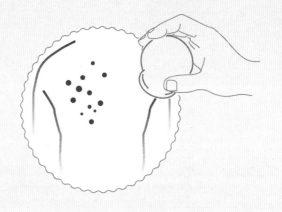

# 目录

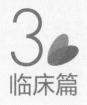

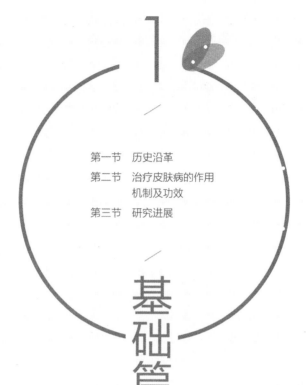

1

基础篇

# 第一节 历史沿革

拔罐疗法又名"吸筒疗法"，古称"角法"，是以罐为工具，利用燃烧、抽吸、蒸汽等方法造成罐内负压，使罐吸附于腧穴或体表的一定部位，以产生良性刺激，达到调整机体功能、防治疾病目的的一种外治方法。拔罐疗法历史悠久，是中医经过长期实践而逐渐发展建立起来的具有特色的治疗方法，是我国中医学宝库中的重要财富之一。近年随着中医事业的发展，拔罐疗法以其操作简便、安全有效、易于推广等特点备受关注。

目前，有相关专家对拔罐疗法的历史进行考证，对拔罐的起源、历史、发展、临床运用等进行了初步整理研究，并将其划分为起源及萌芽阶段、成长阶段、成熟阶段和创新、标准化及理论规律研究四个阶段，反映拔罐疗法在不同阶段的发展及应用特色。以期对其源流发展有清晰的认识。

## （一）起源及萌芽阶段——远古至秦汉及魏晋南北朝时期

远古时代，受伤、感染及局部出现脓血等现象比比皆是，祖先在实践中发现，有些病痛在吸吮去除局部脓血后疼痛减轻；妇女若发生乳房胀痛，在小儿吸吮后胀痛可减轻，从而认识到吸吮某些部位可以治疗某些疾病，这是拔罐疗法的起源。最早抽吸脓血的方法为直接用嘴吸吮，状若小儿吮乳，这似乎可以说，嘴是最早的拔罐"罐具"。

拔罐疗法最早的文字记载见于《五十二病方》书中记载："牝痔居窍旁，大者如枣，小者如枣核者，方以小角角之，如孰，二斗米顷，而张角，絜以小绳，剖以刀……"。"角"即动物的犄角，因其中空可以用口唇进行抽吸，从而避免直接接触病患处，防止间接感染等问题。动物犄角因而成为拔罐罐具，故称古代拔罐疗法为"角法"。秦汉时期，陶土罐开始发展，这与汉代陶土烧制技术有着密切关系。中国中医研究院医史文献研究所收藏有汉代陶制罐具，说明在当时陶制罐具应用已经比较广泛。此时，仍然称拔罐为"角法"，其意并非指兽角，而是指吸拔之义。

魏晋南北朝时期，角法的临床应用已比较广泛，使用的罐具多由动物犄角所制。

### 东晋时期

东晋医家葛洪在《肘后备急方》中有记载，用制成罐状的兽角拔出脓血，可治疗疮疡脓肿。并且书中提到用角法治疗脱肿，所用的角为牛角，同时书中有角法治疗外伤的记载，如"疗猘犬咬人方，先嗍却恶血，灸疮中十壮，明日以去。日灸一壮，满百乃止"。

### 南北朝时期

在南北朝时期的医书《姚氏方》中有如此记载："若发肿至坚而有根者，名曰石痈，当上灸百壮，石子当碎出，不出者，可益壮。痈、疽、瘤、石痈、结筋、瘰疬，皆不可就针角。针角者，少有不及祸者也。"说明在当时对针角疗法的适应证及禁忌证已有比较成熟的见解，认为针角疗法主要适应证相当于现代医学软组织化脓性疾病的成脓期。

## （二）成长阶段——隋唐、宋元及明朝时期

隋唐拔罐疗法得到广泛应用，罐具随之进一步发展。唐朝时期开始出现竹罐，唐代著名医学大家甄权在其所撰写的《古今录验方》中详细记载了竹罐的制作及使用方法。竹罐的出现是罐具发展史上的一个重要阶段，竹罐具有取材方便、制作简单、轻便耐用、便于携带、经济实惠和不易打破等优点。但竹罐也有其局限性，即易裂、漏气、不透明和无法观察罐内皮肤的变化。此后，随着竹罐的出现和吸拔方法的改进，水煮竹罐也随之产生。唐代医家王焘《外台秘要》中记载有水煮罐吸拔法的最早记录，也是水罐法的雏形，为后世药物煮罐的发展奠定了基础。至唐代，拔罐疗法发展更加成熟并得到唐太医署的重视，将医科分为体疗（内科）、疮肿（外科）、少小（儿科）、耳目口齿（五官科）和角法（拔罐疗法）五科。角法为医学五大分科之一，学制定为三年。可见角法在当时已经从理论、操作和临床等方面形成比较成熟的体系而被独立为专科。此时，虽仍称拔罐为"角法"，但已不再是用牛、羊角制罐的吸吮法。

宋元时期竹罐得到更广泛的应用，并完全取代了角制罐。宋代唐慎微编著的《证类本草》中记载："治发背，头未成疮及诸热肿痛。以青竹筒角之，及掘地作坑贮水，卧以肿处，就坑子上角之，如绿豆大，戢戢然出，不止，遍匝腰肋。"同时，宋代还出现了水角法。北宋王怀隐编著的《太平圣惠方》载有："凡痈疽发背，肿高坚硬脓稠焮盛，色赤者宜水角；陷下，肉色不变软脓稀者不宜水角。"又言"若发于背，即须用水角乃得痊矣"。"水角"即将角用帛系疮肿处，在地上掘坑装水，令患者疮合坑上，利用水渗入地产生的负压吸力，将瘀滞脓血并泄角中的方法。元代在运用竹罐的基础上出现了最早的药罐，沙图穆苏（萨谦斋）编撰的《瑞竹堂经验方》中不仅记载煮罐的

药方，且记载药罐煮法和吸拔方法。《瑞竹堂经验方》载有竹筒吸毒法："吸筒，以慈竹为之，削去青。五倍子多用、白矾少用些，用药和筒煮了收起，用时，在沸汤煮令热，以节箝筒，乘热安于患处。"由此可见当时的医家已认识到药罐结合可以达到更好的治疗效果。

拔罐疗法发展到明代已经成为中医外科的重要外治方法之一，当时多部外科著作记载此法。明代将拔罐疗法称为"竹筒吸法""煮竹筒法"，此时药罐也广为盛行，罐具依然以竹罐为主，但其吸拔方法已有突破性进展。申斗垣在《外科启玄》中将拔罐疗法称为"竹筒吸法"，并说明何时使用竹筒吸法。《外科启玄》中记载："疮脓已溃已破。因脓塞阻之不通，富贵骄奢及女体不便，皆不能挤其脓，故阻而肿焮，如此当用竹筒吸法。"此外，《外科启玄》中亦有煮罐法的描述："吸脓法，……用此苦竹筒子五七个……用之。药煮热竹筒一节，安在疮口内，血胀水满了，竹筒子自然落下，再将个别热竹筒子仍前按上……脓尽为度。"明代外科治疗中也多用药罐，且关于煮罐中药的记载也较详细。如在陈实功《外科正宗》中将煮筒的中药归纳成"煮拔筒方"，即"拔筒奇方羌独活，紫苏蕲艾石菖蒲，甘草白芷生葱等，一筒拔回寿命符"。此外，对于药罐何时使用、怎样制作和操作方法也有详细的记载。明代医家在紧急情况下使用可以替代常规罐具的"代用罐"进行急救治疗，如方贤编著的《奇效良方》中记载："治溺水死，以酒坛一个，纸钱一把，烧放坛中，急以坛口覆溺水人脐上，冷则再烧纸钱，放于坛内，覆脐去水即活。"这说明当时除煮罐吸拔法外，亦有火力排气吸拔法。

（三）成熟阶段——清朝及近现代时期

清朝时期，随着工业技术的迅猛发展，陶瓷技术逐渐成熟，随之出现了陶瓷罐。陶瓷罐用陶土做成罐坯后烧制而成，上底光滑圆整，厚薄均匀，吸力较大，吸拔方法是火力排气法。清代医家正式提出沿用至今的"火罐"一词。赵学敏《本草纲目拾遗》中对拔罐使用的罐具、罐具的形状、拔罐适应证及操作方法等做了详细的论述。《医宗金鉴·刺灸心法要诀》中记载："急用大嘴砂酒壶一个，内盛于热酒，烫极热，倒去酒后以酒壶嘴向咬伤处，如拔火罐之样，吸尽恶血为度，击破自落。"陈梦雷《医部全录》中亦有用拔罐法治疗一切风寒、头痛、腹痛的记载。吴师机《理瀹骈文》中云："如风寒用热烧酒空瓶覆脐上，吸取汗。亦吸瘰疬、破伤瘀血。"《外治寿世方》记载拔罐治疗黄疸，并用薄草纸卷成罐具。少数民族医学是中国传统医学中一个重要组成部分，1978年在内蒙古自治区包头市发现的清代紫铜罐，据鉴定是当时蒙医进行拔罐治疗的罐具。相关资料记载紫铜罐是藏医、蒙医传统的拔罐用具，这也是最早的金属罐记载。可见清朝时期，拔罐疗法和罐具的制作发展已较为成熟，罐具的选择也不拘一格，出现了多样化的"代用罐"。并且对不同病证则分别选用不同拔罐方法。

## 玻璃罐具最早出现在清朝时期

当时，玻璃制品大部供应皇室，只有很少一部分流传民间。清朝末期由于政府腐败和战乱使得玻璃制造业开始衰败。直至19世纪末期，我国玻璃生产工业开始蓬勃发展，罐具也随着玻璃器具的产生有了突破性进展，出现沿用至今的玻璃罐。其优点是造型美观、清晰透明，便于拔罐时在罐外观察皮肤的变化，从而掌握拔罐时间，是目前临床应用最为广泛的罐具，缺点为导热快、易烫伤及容易破损。

# 第二节 治疗皮肤病的作用机制及功效

拔罐疗法历经数千年的发展，以其简、便、廉、验、速及不良反应小等优点，不断发展、完善，直至发展为按照中医整体观念、辨证施治、循经选穴配方治疗疾病的方法，不再只是针、灸、药、按摩等的辅助手段。在学术上，拔罐疗法已被载入《中医外科学》《中医儿科学》《针灸学》《中国医学非药物疗法》《中国中医独特疗法大全》《中国传统康复医学》和《百病中医民间疗法》等书籍，并广泛应用于内、外、妇、儿、五官、皮肤等各科临床实践中，疗效显著，从而确立了拔罐疗法的学术地位。

在国际上，拔罐疗法也具有一定的影响力，早在1862年就开始应用拔罐疗法。

1 > 日本人今村亮祗卿，用角法治疗瘀血凝集、焮肿疼痛，达到瘀血去，疾患除的目的。

2 > 1953年，苏联瓦勒得曼氏，用拔罐治病，称为"郁血疗法"，达到了消炎镇痛的作用。

3 > 美国加利福尼亚州，通过法案宣布，拔罐为合法治疗手段之一，广泛应用于临床。

在拔罐疗法标准化研究方面，2008年出版的《中华人民共和国国家标准》中对拔罐疗法的操作、注意事项及禁忌证等方面都有明确规范。在理论方面，目前中国部分中医药大学及针灸学院正积极进行各方面有关拔罐疗法机制的研究，如罐斑、拔罐刺激量、拔罐手法及拔罐疗法治病规律等，以期深入了解拔罐疗法治病机制与规律，提高拔罐疗效，造福人类。

拔罐疗法是利用罐内空气负压使之吸附于腧穴或应拔部位表面，通过皮肤充血来达到防治疾病的目的，属非药物外治法之一。该法是在中医学理论指导下发展而成的外治法，其理论基础是中医经络学说。临床常用罐法有火罐法、走罐法、闪罐法、留针拔罐法、刺络拔罐法、药罐法等。拔罐的作用及方法很多，大多分为补法、泻法、平补平泻3种。拔罐的罐体及罐口较小的为补，罐体及罐口较大的为泻；拔罐时吸拔力较轻的为补，吸拔力较重的为泻；吸拔的时间尽量短的为补，吸拔的时间尽可能长的为泻；吸拔时力量渗透较表浅的为补，吸拔力量渗透较深的为泻；吸拔操作时力量小，摆动幅度小的为补，吸拔时操作力量大，摆动幅度大的为泻；选择吸拔点少的为补，吸拔点多的为泻；介于补法与泻法之间的为平补平泻。

中医学认为人体是一个有机的整体，五脏六腑、四肢百骸各个部位都不是孤立存在的，而是内外相通、表里相应、彼此协调、相互为用的整体。拔罐疗法是一种温热的物理刺激，通过罐体边缘吸吮、刮熨皮肤、牵拉挤压浅层肌肉，刺激经络、腧穴，循经感传，从而起到调整脏腑功能、扶正祛邪、平衡阴阳的功效。经络是运行营卫气血的通路，当人体发生疾病时，邪正相搏，经络之气逆乱，营卫气血的运行受阻。应用拔罐疗法使闭塞之腧穴受到刺激，从而起到了疏通经络、行气活血、调和营卫、清热解毒、祛风除湿、扶正祛邪的功效。

《素问·皮部论》言："凡十二经脉者，皮之部也，是百病之所生也，必先于皮毛。"十二皮部与经络、脏腑联系密切，拔罐疗法作用于肌表，通于肌里，由浅入深，从近到远，催气行血、活血化瘀、促进血液循环。"通则不痛"，利用罐内的吸力，能吸出肌肉血脉中的风寒，而起到了消肿止痛、除湿祛寒、通利关节的作用。通过罐内形成的负压，增强了对皮肤的吸力，可使毒血吸出，消散瘀阻、托毒排脓。拔罐疗法施术于不同的部位也呈现出不同的作用。杨金生等把拔罐疗法的功能总结为以下几个方面：抵抗外邪、保卫机体；活血化瘀、疏通经络；调整气血、平衡阴阳；反映病候、协助诊断。

随着科学的发展和医学模式的改变，拔罐疗法作为中医学的一种特色疗法、自然疗法，更为人们乐于接受。拔罐疗法的广泛应用也促进了对其机制和规律的深入研究，以指导临床应用，提高疗效。目前的研究取得了一定进展。

**罐斑**

拔罐后给人以最直接的感官特征即是罐斑。罐斑，新世纪本科教材定义为起罐后吸拔部出现点片状紫红色、瘀点、瘀斑，或伴有微热痛感，又称之为罐印。

多数古今医家认为，罐斑属于拔罐疗法的治疗效应，拔罐后出现的这些皮肤反应，是体内病理的外在反映。未秋平等在罐斑产生机制的探讨中就分析了罐斑的产生与罐内负压、温度、留罐时间长短及浅表毛细血管的分布、血管通透性、血管脆性和血小板数量都有关，是多种因素作用的结果。一般认为罐斑颜色主要与拔罐部位毛细血管是否破裂有关。罐斑不明显的是毛细血管没有破裂，拔罐只改变了局部的毛细血管充盈度。反之，损坏了局部的组织结构，毛细血管破裂，血液溢出，罐斑的颜色就明显。赵喜新等在时间和压力因素对拔罐罐斑颜色影响的研究中就发现当拔罐参数达到10分钟×−0.04MPa的刺激强度以上，毛细血管就会破裂，皮肤出现瘀斑，负压越大，破裂越重，相应出现的罐斑颜色也越深。因此，拔罐疗法的核心技术是负压形成，现对其研究逐步深入。负压疗法则是近10年来开展的创伤新疗法。

拔罐疗法，从病理生理学上看属于一种动脉性充血，动脉性充血主要表现是小动脉和毛细血管扩张，局部血液含量增多，器官或组织轻度肿胀，体积略增大，颜色鲜红，此症状很快或一段时间之后可自行消失。由于局部小动脉扩张、血流加快、物质代谢增强、温度升高，功能活动也增强。动脉性充血对机体是有利的，可使局部的血液循环中氧及营养物质供应增多，从而达到促进新陈代谢、治疗疾病的目的。国外的相关研究表明，负压可以克服血管平滑肌的收缩，使动脉出现持续性扩张，显著促进感染创面细菌的清除；能扩张毛细血管，促进血管出芽增生，并加强内皮细胞间的连接，促进血管基膜恢复完整，从而改善创面微循环，显著提高供皮区创面再上皮化速度，有利于创面愈合。

张莉用红外摄像仪对拔罐的局部进行连续观察，发现拔罐可以对皮肤的温度产生影响，其规律是升高幅度因时间不同而不同。拔罐开始温度迅速升高，升高达到一定时逐渐变缓；启罐后温度（平均升高2.0555℃）仍维持一定时间（15分钟以上），而且皮肤温度升高的区域由罐中心向周围扩展，面积越来越大。拔罐后的皮肤温度升高说明该局部的血流量增加，这种局部血流量的增加不仅限于拔罐时，而在启罐后持续一定时间，且血流量增加的区城范围从罐口中心向四周扩散。此外，研究表明，拔罐疗法使局部组织处于高供氧低消耗状态，其对局部组织的作用是良性的，不仅是在拔罐时，而且在启罐后仍持续发挥作用，极其有利于新陈代谢的改善。

### 免疫球蛋白

人体中的免疫球蛋白是构成体液免疫的基础，是机体抗感染的主要因素之一。免疫球蛋白在体内保持相对稳定性，可使人体具有一定的抗病能力，预防疾病。研究发现拔罐对患者体液免疫功能紊乱具有双相调节作用，可使偏低或偏高的免疫球蛋白恢复到正常水平。

### 红细胞免疫功能

红细胞免疫功能作为机体的一个重要防御系统，越来越受到人们的重视。红细胞具有识别抗原、清除血循环中的免疫复合物、免疫黏附细菌病毒及肿瘤细胞、效应细胞，以及免疫调节等重要作用。红细胞在机体抗感染、抗肿瘤及自身免疫性疾病所起的重要作用，是其他细胞不可代替的。设法提高红细胞免疫功能，对提高机体的抗病能力有着重要的临床意义。实验已证明背部走罐能使机体红细胞C3b受体总体花环绝对值和红细胞免疫复合物总体花环绝对值显著升高，明显提高正常人红细胞免疫功能。

### 皮下毛细血管破裂

此外，当拔罐的负压达到一定的程度，便可造成拔罐局部组织的损伤，其中最突出的是皮下毛细血管破裂，少量的血液进入组织间隙，从而产生瘀血。由于表皮瘀血，出现自家溶血现象。病理学相关理论指出机体对损伤的自我修复和红细胞自身溶血现象是一种良性刺激，不仅可以加强局部新陈代谢，而且溶血释放出的组胺、5-羟色胺、神经递质随体液流至全身刺激各个器官，以增强其功能活动，从而提高机体的抵抗力。

拔罐疗法的负压、吸吮、熨刮、牵拉、挤压皮肤和浅层肌肉的良性刺激，可直接改善局部内环境，加速血液循环，促进新陈代谢，减少或消除了致痛物质对神经末梢的刺激。现已有研究得出拔罐能使拔罐局部痛阈、耐痛阈显著升高，使疼痛患者的疼痛强度明显降低，由疼痛引起的功能障碍也明显改善。如辛英等在88受试者腰部拔罐，并测定拔罐前后痛阈的改变，结果痛阈由拔罐前的263.36±102.00g升高到拔罐后的333.63±116.99g（罐外）和410.57±149.84g（罐内），拔罐后罐区内外皮肤痛阈均显著升高（P<0.001）。刘广林等选背部穴位，用WQ-9E痛阈测量仪测量，治疗前为0.87±0.43mA，治疗后1.10±0.66mA，治疗前后的差异有显著意义（P<0.05）。Farhadi等将98例非特异性下腰痛患者随机分成常规治疗组和拔罐治疗组，拔罐组每3天治疗1次，3个月后与常规组对比发现患者的疼痛强度明显降低（P<0.01），疼痛引起的功能障碍明显改善（P<0.01）。因此，拔罐疗法可以提高痛域、缓解疼痛。

有关拔罐疗法的其他研究成果，如拔罐对心率、血压、呼吸、消化、神经、内分泌等系统均具有双向的良性调节作用。

总之，拔罐疗法作用机制复杂，涉及神经-内分泌-免疫等众多的环节和物质。从现有的文献来看，目前大多数的研究都集中在拔罐的局部，这是有必要的，因为拔罐后拔罐所引起的局部良性物理性刺激如何转化为机体生物学有效信息，这是拔罐疗法起效的始动环节。充分认识清楚这一始动环节，才能万变不离其宗，抓住该疗法作用机制的核心。当然在今后的研究中，我们还可将拔罐起效的全过程分为3个环节，即拔罐的启动机制、拔罐的传导机制、靶器官的效应机制。从这一过程人手层层递进，挖掘出3个环节中的关键因素，或许能更系统阐释该疗法的机制。

## 第三节　研究进展

目前，因现代科学技术的迅猛发展，罐具也不断改进和创新，出现了一系列新型拔罐器，如真空拔罐器、电罐、经络罐通仪等，新型罐具的出现弥补了传统罐具的不足。近年来，拔罐疗法的革新远远超出"拔"的作用，大大提高了拔罐疗法的运用范围和临床疗效，如透皮给药拔罐疗法、调循拔罐疗法、经络罐通经疗法等等，临床疗效显著，值得推广。

拔罐疗法为临床治疗皮肤病提供了一种新的、有效的中医外治方法。近年来，我科也将拔罐疗法运用于斑块型银屑病、慢性湿疹、神经性皮炎、带状疱疹后遗神经痛、硬皮病等皮肤病的治疗，取得了较好的临床疗效，充分发挥了拔罐疗法简、便、廉、验、无创、不良反应小的中医特色治疗优势。对于拔罐疗法的机制研究正在不断深入，但对其辨证应用、操作手法等尚缺乏进一步研究。

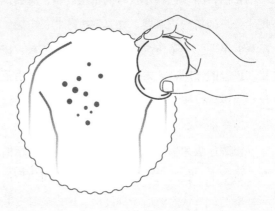

# 2

技法篇

拔罐疗法是以罐为工具，利用燃烧排除罐内空气，造所负压，使之吸附于腧穴或应拔部位的体表，产生刺激，使被拔部位的皮肤充血、瘀血，以达到防治疾病目的的方法。拔罐疗法历经数千年，经历了兽角、竹罐和陶罐、金属罐四种，其中兽角早在唐宋就已逐渐淘汰，金属罐，因其价格贵，又有传热快，易烫伤的缺陷，实际上并未在临床上推广。随着科技发展，现如今，除了继承传统的拔罐用具外，已创制出很多新的器具，诸如玻璃罐、橡皮罐、塑料罐及穴位吸引器等。

## 第一节　罐的吸附方法

罐的吸附方法是指通过排空罐内的空气，使之产生负压而吸附在拔罐部位的方法，常用的有以下几种方法。

### （一）火罐法

火罐法是利用火在罐内燃烧时产生的热力排出罐内空气，形成负压，使罐吸附在皮肤上的方法，具体方法有以下几种。

1. 闪火法　　　用长纸条或用镊子夹酒精棉球一个，用火将纸条或酒精棉球点燃后，使火在罐内绕1~3圈后，将火退出，迅速将罐扣在应拔的部位，即可吸附在皮肤上。此法在罐内无火，比较安全，是最常用的拔罐方法。但需注意切勿将罐口烧热，以免烫伤皮肤。

2. 投火法　　　用易燃纸片或棉花，点燃后投入罐内，迅速将罐扣在应拔的部位，即可吸附在皮肤上。此法由于罐内有燃烧物质容易落下烫伤皮肤，故适宜于罐身侧面横拔。

3. 滴酒法　　　用95%酒精或白酒，滴入罐内1~3滴（切勿滴酒过多，以免拔罐时流出，烧伤皮肤），沿罐内壁摇匀，用火点燃后，迅速将罐扣在应拔的部位。

4. 贴棉法　　　用大小适宜的酒精棉花一块，贴在罐内壁的下1/3处，用火将酒精棉花点燃后，迅速扣在应拔的部位。此法需注意棉花浸酒精不宜过多，否则燃烧的酒精滴下时，容易烫伤皮肤。

5. 架火法　　　用不易燃烧、传热的物体，如瓶盖、小酒盅等（其直径要小于罐口），置于应拔部位，然后将95%酒精数滴或酒精棉球置于瓶盖或酒盅内，用火将酒精点燃后，将罐迅速扣下。

　　以上拔罐法，除闪火法外罐内均有火，故均应注意勿灼伤皮肤。

## （二）水罐法

此法一般选用竹罐。即选用5～10枚完好无损的竹罐，放在锅内，加水煮沸，然后用镊子将罐口朝下的挟出，迅速用凉毛巾紧扪罐口，立即将罐扣在应拔部位，即能吸附在皮肤上。可根据病情需要在锅内放入适量的祛风活血药物，如羌活、独活、当归、红花、麻黄、艾叶、川椒、木瓜、川乌、草乌等，即称药罐法。

## （三）抽气吸罐法

抽气罐也称为（真空拔罐器）是利用机械抽气原理使罐体内形成负压，使罐体吸附选定的部位。

# 第二节　拔罐方法

临床拔罐时，可根据不同的病情及辨证，选用不同的拔罐法，常用的拔罐法有以下几种。

## （一）留罐法

留罐又称坐罐，即将罐吸附在体表后，使罐子吸拔留置于施术部位10～15分钟，然后将罐起下。此法是常用的一种方法，一般疾病均可应用，而且单罐、多罐皆可应用。

## （二）走罐法

走罐亦称推罐，即拔罐时先在所拔部位的皮肤或罐口上，涂一层凡士林等润滑油，再将罐拔住，然后，医者用右手握住罐子，向上、下或左、右需要拔的部位，往返推动，至所拔部位的皮肤红润、充血，甚或瘀血时，将罐起下。此法适宜于面积较大、肌肉丰厚部位，如脊背、腰臀、大腿等部位。

## （三）闪罐法

闪罐即将罐拔住后，立即起下，如此反复多次地拔住起下，起下拔住，直至皮肤潮红、充血或瘀血为度，多用于局部皮肤麻木、疼痛或功能减退等疾患，尤其适用于不宜留罐的患者，如小儿、年轻女性的面部。

## （四）刺血拔罐法

刺血拔罐又称刺络拔罐，即在应拔部位的皮肤消毒后，用三棱针点刺出血或用皮肤针叩打后，再将火罐吸拔于点刺的部位，使之出血，以加强刺血治疗的作用。一般刺血后拔罐留置10～15分钟，多用于治疗丹毒、扭伤、乳痈等。

## （五）留针拔罐法

留针拔罐简称针罐，即在针刺留针时，将罐拔在以针为中心的部位上，约10分钟，待皮肤红润、充血或瘀血时，将罐起下，然后将针起出，此法能起到针罐配合的作用。

## 第三节　起罐方法

起罐时，一般先用左手夹住火罐，右手拇指或食指从罐口旁边按压一下，使气体进入罐内，即可将罐起下。若罐吸附过强时，切不可用力猛拔，以免擦伤皮肤。

## 第四节　操作方法

（一）操作准备

| | |
|---|---|
| **1** | 仔细检查患者，以确定是否有适应证，有无禁忌证。应根据辨证取穴，确定处方。 |

| | | | |
|---|---|---|---|
| **2** | 检查应用的药品、器材是否齐备，然后一一擦净，按次序排置好。 | **3** | 对患者说明施术过程，解除其恐惧心理，增强其治疗信心。 |

## （二）患者体位

患者的体位正确与否，关系着拔罐的效果。正确体位应使患者感到舒适，肌肉能够放松，施术部位可以充分暴露。一般采用的体位有以下几种。

| | |
|---|---|
| ❶ 仰卧位<br><br>适于前额、胸、腹及上下肢伸侧。 | ❷ 俯卧位<br><br>适于颈、腰、背、臀部及上下肢屈侧。 |
| ❸ 侧卧位<br><br>适于侧头、面部、侧胸、髋部及膝部。 | ❹ 俯伏坐位及坐位<br><br>适于项部、背部、上肢及膝部。 |

## （三）选罐

根据患者皮损部位的面积大小，患者体质强弱，以及病情而选择用大小适宜的火罐或竹罐及其他罐具等。

## （四）消毒

在选好的治疗穴位或皮损部位上，为防止发生烫伤，一般不用酒精或碘酒消毒。如因治疗需要，必须在有毛发的部位或毛发附近拔罐时，为防止烫伤，应行剃毛。

## （五）温罐

冬季或深秋、初春天气寒冷，拔罐前为避免患者有寒冷感，可预先将罐放在火上燎烤。温罐时要注意只烤烘底部，不可烤其口部，以防过热造成烫伤。温罐时间，以罐子不凉和皮肤温度相等，或稍高于体温为宜。

## （六）施术

首先将选好的穴位或皮损部位显露出来，术者靠近患者身边，顺手（或左或右手）执罐按不同方法扣上。一般有两种排序。

### 密排法

罐与罐之间的距离不超过1寸。用于身体强壮且有疼痛症状者。有镇静，止痛消炎之功，又称"刺激法"。

### 疏排法

罐与罐之间的距离相隔1~2寸。用于身体衰弱、肢体麻木、酸软无力者。又称"弱刺激法"。

### 询问

火罐拔上后，应不断询问患者有何感觉（假如用玻璃罐，还要观察罐内皮肤反应情况），如果罐吸力过大，产生疼痛即应放入少量空气。方法是用左手拿住罐体稍倾斜，以右手指按压对侧的皮肤，使之形成一微小的空隙，使空气徐徐进入，到一定程度时停止放气，重新扣好。拔罐后患者如感到吸着无力，可起下来再拔一次。

### 拔罐时间

大罐吸力强，1次可拔5~10分钟，小罐吸力弱，1次可拔10~15分钟。此外还应根据患者的年龄、体质、病情、病程以及拔罐的施术部位而灵活掌握。

### 拔罐次数

每日或隔日1次，一般10次为1个疗程，中间休息3~5日。

（七）操作要领

包括同一种疾病不同的发病阶段或发病不同的季节、不同体质的人群等。

**❶** 拔罐时，室内需保持20℃以上的温度。最好在避风向阳处。

**❷** 患者以俯卧位为主，充分露施术部位。

**❸** 拔罐时的吸附力过大时，可按挤一侧罐口边缘的皮肤，稍放一点空气进入罐中。初次拔罐者或年老体弱者，宜用中、小号罐具。

**❹** 拔罐顺序应从上到下，罐的型号则应上小下大。

**❺** 一般病情轻或有感觉障碍（如下肢麻木者）拔罐时间要短。病情重、病程长、病灶深及疼痛较剧者，拔罐时间可稍长，吸附力稍大。

**❻** 针刺或刺血拔罐时，若用火力排气，须持消毒部位酒精完全挥发后方可拔罐。否则易灼伤皮肤。

**❼** 留针拔罐时，要防止肌肉牵拉而造成弯针或折针，发现后要及时起罐，拔出针具。


# 第五节　适应证与禁忌证


（一）适应证

拔罐疗法因其操作简单方便，患者无痛苦，疗效显著，深受广大患者的欢迎，适应范围十分广泛，凡针灸、推拿疗法适用的疾病均可进行拔罐治疗。例如以下各科诸多疾病均可进行拔罐治疗，而且见效快，疗效显著。

1 › 内科疾病

感冒、咳嗽、肺痈、哮喘、心悸、不寐、多寐、健忘、百合病、胃脘痛、呕吐、反胃、呃逆、痞满、泄泻、便秘、腹痛、胃下垂、饮证、痿证、眩晕、胁痛、郁证、水肿、淋证、癃闭、遗尿、遗精、阳痿、男性不育、阳强、风温、暑湿、秋燥。

2 › 外科疾病

红丝疔、丹毒、有头疽、疖病、乳痈、脱肛、急性阑尾炎、急性胆绞痛、急性胰腺炎、急性输尿管结石。

3 › 骨科疾病

落枕、颈椎病、腰椎间盘突出症、腰椎管狭窄症、腰肌劳损、急性腰扭伤、肩关节周围炎、颈肩纤维织炎、肱骨外上髁炎、坐骨神经痛、股外侧皮神经炎、肋软骨炎、肋间神经痛、类风湿性骨关节炎等。

4 › 妇科疾病

经行先期、经行后期、经行先后无定期、月经过多、月经过少、经闭、痛经、白带、黄带等。

（二）禁忌证

以下病症应当禁用或慎用拔罐疗法。

❶ 高热、抽搐和痉挛发作者不宜拔罐。对于癫痫患者则应在间隙期使用。

❷ 有出血倾向的患者慎用，更不宜刺络拔罐，以免引起大出血。

❸ 有严重肺气肿的患者，背部及胸部不宜负压吸拔。心力衰竭或体质虚弱者，不宜用拔罐治疗。

④ 骨折患者在未完全愈合前不可拔罐，以避免影响骨折对位及愈合。急性关节扭伤者，如韧带已发生断裂，不可拔罐。

⑤ 皮肤有溃疡、破裂处，不宜拔罐。在疮疡部位脓未成熟的红、肿、热、痛期，不宜在病灶处拔罐。面部疖肿脓未成时禁忌拔罐，以免造成严重后果。局部原因不明的肿块，未诊断清楚亦不可拔罐。

⑥ 孕妇的腰骶及腹部不宜拔罐。

⑦ 恶性肿瘤患者不宜拔罐。

⑧ 过饥、醉酒、过饱、过度疲劳者均不宜拔罐。

⑨ 精神失常，精神病发作期，狂躁不安，破伤风，狂犬病等不能配合者不宜拔罐。

# 第六节　注意事项及意外处理

（一）注意事项

① 拔罐时要选择适当体位和肌肉丰满的部位。若体位不当、移动、骨胳凸凹不平，毛发较多的部位，火罐容易脱落，均不适用。

② 拔罐时要根据所拔部位的面积大小而选择大小适宜的火罐。若应拔的部位有皱纹，或火罐稍大，不易吸拔时，可作一薄面饼，置于所拔部位，以增加局部面积，即可拔住。操作时必须迅速，才能使罐拔紧，吸附有力。

③ 用火罐时应注意勿灼伤或烫伤皮肤。若烫伤或留罐时间太长

而皮肤起水疱时，小的勿须处理，可让其自行吸收，防止擦破即可。水疱较大时，用消毒针将水放出，涂以碘伏消毒。

❹ 皮肤有过敏、溃疡、水肿及心脏、大血管分布部位，不宜拔罐。高热抽搐者，以及孕妇的腹部、腰骶部位，亦不宜拔罐。

（二）意外处理

❶ 针刺或刺血拔罐时，若用火力排气，须待消毒部位酒精完全挥发后方可拔罐。否则易灼伤皮肤。

❷ 留针拔罐时，要防止肌肉牵拉而造成弯针或折针，发现后要及时起罐，拔出针具。

❸ 拔罐期间应密切观察患者的反应，若出现头晕恶心呕吐、面色苍白、出冷汗、四肢发凉等症状，甚至血压下降、呼吸困难等情况，应及时取下罐具，将患者仰卧位平放，轻者可给予少量温开水，重者针刺人中、合谷。必要时，可用尼可刹米每次0.5g，肌内注射或静脉注射；或用咖啡因2ml肌内注射。

❹ 拔罐时间过长或吸力过大而出现水疱时，小的勿须处理，可让其自行吸收，防止擦破即可。水疱较大时，用消毒针将水放出，涂以碘伏消毒。

❺ 患者在过饥、过饱、过劳、过渴、高热、高度水肿、高度神经质、皮肤高度过敏、皮肤破损、皮肤弹性极差、严重皮肤病、肿瘤、血友病、活动性肺结核、月经期、孕期，均应禁用或慎用拔罐。

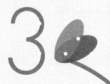

# 3

临床篇

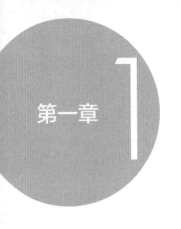

第一章 1

# 感染性皮肤病

## 第一节 疖

### 一、定义

> 疖是一种生于肌肤浅表部位，以局部红、肿、热、痛，突起根浅，肿势局限，脓出即愈为主要表现的急性化脓性疾病。古代文献以形态特征、发病时令和部位分别命名，如"热疖""恶疖""软疖""时毒暑疖""蝼蛄疖""发际疮""坐板疮"等。本病相当于西医的"疖""皮肤脓肿""头皮穿凿性脓肿"及"疖病"。

### 二、病因病机

本病多因情志内伤，肝经郁热，或饮食不节，脾失健运，湿热内蕴，外溢肌肤而生；或感染毒邪，湿热火毒蕴结于肌肤而成。本病初期以湿热火毒为主，后期属正虚血瘀兼夹湿邪为患。

## 三、诊断要点

**❶**

夏季多见。

**❷**

好发于头面、颈项、背及臀部。

**❸**

皮损为发生于毛囊及毛囊周围的炎性丘疹或结节，鲜红色，圆锥状，中心有脓栓。

**❹**

局部常伴疼痛及压痛，临近淋巴结可肿大、压痛。

**❺**

如有发热等全身症状，常伴有白细胞总数及中性粒细胞增高。

## 四、拔罐治疗

拔罐治疗前准备：依据皮损部位，嘱患者取坐位或卧位，充分暴露皮损区及拔罐部位，拔罐疗法在皮肤病治疗中常依据中医基础理论来辨证论治。

### 热毒蕴结证 （图1-1-1）

**证候** 好发于项后发际、背部、臀部。轻者疖肿只有一二个，多则可散发全身，或簇集一处，或此愈彼起，伴发热、口渴、溲赤、便秘。舌苔黄，脉数。

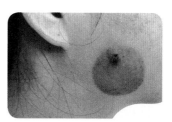

图1-1-1　热毒蕴结证

**治则** 清热解毒，消散疔疮。

**操作要点** 选用刺络拔罐法。取疔肿脓头处，施术者先将局部皮肤用碘伏棉签由内向外环形消毒皮肤（直径5cm）后，持毫火针烧至通红，迅速刺入，随即出针，针体直入直出，针刺深度以刺至疔肿基底部为度，而后施术者右手持夹有95%的酒精棉球止血钳，左手持大小适合的玻璃罐，将点燃的酒精棉球迅速在玻璃罐内绕1～3圈再抽出，迅速拔在局部刺络的部位。留罐5～10分钟（拔罐时间可根据出血量适当增减），待出血量达5～10ml时，取下罐后用无菌药棉擦净局部，再用碘伏对皮损处消毒以防感染。

亦可用碘伏棉签由内向外环形消毒大椎、肺俞、膈俞部皮肤（直径5cm），用四号半一次性注射器针头在大椎、肺俞、膈俞快速点刺穴位后，手法宜轻、宜浅、宜快，使之微见出血为度。而后施术者右手持夹有95%的酒精棉球止血钳，左手持大小适合的玻璃罐，将点燃的酒精棉球迅速在玻璃罐内绕1～3圈再抽出，迅速拔在大椎、肺俞、膈俞穴上，留罐5～10分钟，（拔罐时间可根据出血量适当增减），待拔出血量达到5～10ml时，取下火罐，起罐后用消毒棉球擦净血污。（图1-1-2）

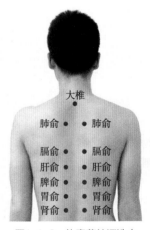

图1-1-2　热毒蕴结证选穴

**疗程** 1次/隔日，2～3次为1个疗程。

可酌情配合中药溻渍、耳尖放血、耳穴贴压等治疗。

## 暑热浸淫证

 **证候** 发于夏秋季节，以小儿及产妇多见。局部皮肤红肿结块，灼热疼痛，根脚很浅，范围局限，可伴发热、口干、便秘、溲赤等。舌苔薄腻，脉滑数。

 **治则** 祛暑解毒，清热化湿。

**操作要点** 选用刺络拔罐法。穴位取大椎、肺俞、膈俞、大肠俞、委中，具体操作方法同上。

坐罐法，穴位取肺俞、脾俞、胃俞、膈俞坐罐。施术者右手持夹有95%的酒精棉球的止血钳，点燃后在左手持的玻璃罐内绕1～3圈再抽出，并迅速将玻璃罐扣在膀胱经的腧穴上，留罐3～5分钟，然后将罐起下。

若疖肿较大者，脓成后在波动感明显处用火针，依疖肿大小选择不同口径的火罐以闪罐法吸拔皮损部位，留罐5～10分钟，起罐后用消毒棉球擦净血污，行切开者放置引流条，纱布覆盖伤口。

 **疗程** 刺络拔罐法1次/隔日，2～3次为1个疗程；坐罐法1次/日，5～7日1个疗程。

可酌情配合耳尖放血、火针、中药溻渍疗法等治疗。

## 体虚毒恋，阴虚内热证

**证候** 疖肿常此愈彼起，不断发生。或散发全身各处，或固定一处，疖肿较大，易转变成有头疽，常伴口干唇燥，溲赤、便秘。舌质红，苔薄，脉细数。

**治则** 养阴清热解毒。

**操作要点** 选用坐罐法。穴位取神阙穴，具体操作同前。
亦可选刺络拔罐法，施术者持毫火针烧至通红，于疖肿脓头处迅速刺入，随即出针。针体直入直出，针刺深度以刺至疖肿基底部为度，并用无菌棉签擦去脓液，而后选用口径适当的火罐在皮损处闪罐，起罐后用消毒棉球擦净血污。

**疗程** 神阙穴坐罐法1次/日，5日1个疗程；刺络拔罐法1次/3~5日，2~3次为1个疗程。
可酌情配合中药热湿渍、中药热奄包、穴位埋线、艾灸、耳穴贴压等治疗。

## 体虚毒恋，脾胃虚弱证

**证候** 疖肿泛发全身各处，成脓、收口时间均较长，脓水稀薄，常伴面色萎黄，神疲乏力，纳少便溏。舌质淡或边有齿痕，苔薄，脉濡。

**治则** 健脾和胃，清化湿热。

可选用坐罐疗法。穴位取肺俞、脾俞、三焦俞、胃俞，具体操作同前。

 1次/日，5～7次1个疗程。
可配合中药热奄包、掺药、穴位埋线、艾灸、耳穴贴压等治疗。

## 五、按语

疖是金黄色葡萄球菌侵入毛囊所致的急性化脓性毛囊炎和毛囊周围炎。复发性、多发性疖称为疖病，相当于中医"疖"。疖名首次出现于晋·《肘后备急方》。隋·《诸病源候论》云："肿结长一至两寸名之为疖，亦如痛热痛，久则脓溃。"，首次指出了疖肿出脓即愈特点，而与痈疽区别开来。明代以后医家对本病的病因病机、临床特征及治疗原则的论述更全面，明代《外科启玄》概括了本病发病原因、基本特点及清暑解毒的治疗原则，清代《医宗金鉴》指出蝼蛄疖病因有胎毒及暑毒两种，应分证施治，并对"发际疮""坐板疮"的发病部位、病因病理、临床表现有详细描述，对今后临床亦有指导意义。拔罐疗法作为中医学传统治疗方法之一，因其操作简单方便，效果显著，民间及医学临床应用十分广泛。拔罐疗法作用于体表皮肤由表及里起到通络活血的作用。古代医家在治疗疮疡脓肿时用拔罐疗法来吸血排脓，后来又扩大应用于肺痨、风湿等内科疾病。疖肿常因脓不外泄或引流不畅而使炎症扩散，红肿范围迅速扩大，疼痛加重，采用拔罐治疗疖肿，利用促通作用，排除脓毒血液，快速引流，达到去腐生新的目的。且背部膀胱经走罐能明显提高正常人红细胞免疫功能，走罐能达到通其经络、调整气血、平衡阴阳、活血散瘀、消肿止痛、祛风除湿、逐寒、祛病健身的目的。可通过罐内负压，使局部的浅层组织发生被动充血，使局部血管扩张，血流量增加，血液循环加速，从而改善皮肤的血液供应，增强皮肤深层细胞的活力，增强血管壁的通透性及血细胞吞噬能力，使局部温度升高，同时增强局部耐受性及机体的抵抗力，提高免疫力，促使病好转。罐法治疗后疼痛减轻明显，治疗效果好，大大缩短了治疗时间，值得临床广泛应用。

　　疖肿初期以湿热火毒为主，故选取大椎穴点刺放血留罐以泻热解毒，配合肺俞调和营卫泄肺热、膈俞及委中穴速退其热；后期病情迁延不愈，皮损此起彼伏，不断发生，或泛发全身各处，成脓、收口时间均较长，脓水稀薄，属虚证，以补虚为主，故选取神阙穴坐罐以补虚；病久体虚毒恋，脾气虚弱，脾脏运化水液失司，故选取胃俞、脾俞穴益气健脾扶正祛邪，配以三焦俞以通调水道。

## 六、注意事项

- 皮损位于面部者，建议使用四号半一次性注射器针头施治。
- 刺络拔罐治疗时，忌过深。
- 周围皮肤糜烂，渗出较多者不宜用此疗法。
- 留罐时间不宜太久，避免皮肤起水疱，若烫伤或留罐时间太长而皮肤起水疱时，小疱勿须处理，仅敷以消毒纱布，防止擦破即可。水疱较大时，用消毒针将疱液放出，可局部红光治疗，外涂莫匹罗星软膏，以防感染。
- 保持皮损局部清洁，防止继发感染。

# 第二节　丹毒（急性网状淋巴管炎）

## 一、定义

丹毒是皮肤突然发红、色如涂丹的一种急性感染性疾病。古代文献中称之为"丹疹""丹熛""天火"。西医也称丹毒，又称急性网状淋巴管炎。

## 二、病因病机

总由血热火毒为患。但因所发部位、经络不同，其火热和所兼挟之邪稍有差异。凡发于头面部者，多挟有风热；发于胸腹腰胯部者，多挟有肝脾湿火；发于下肢者，多挟有湿热；发于新生儿者，多由胎热火毒所致。

## 三、诊断要点

**1** 起病急骤，伴有畏寒、高热等全身症状。

**2** 好发于小腿及面部。

**3** 皮损为界限清楚的水肿性鲜红色斑，局部皮温高，有疼痛及压痛，一般不化脓。所属淋巴结可肿大，有压痛。

**4** 白细胞总数及中性粒细胞数多升高，可出现核左移和中毒颗粒。

## 四、拔罐治疗

拔罐治疗前准备：依据皮损部位，嘱患者取坐位或卧位，充分暴露皮损区及拔罐部位，拔罐疗法在皮肤病治疗中常依据中医基础理论来辨证论治。

### 肝脾湿火证（图1-2-1）

**证候** 好发于胸腹腰胯部，大片鲜红，皮肤红肿蔓延，摸之灼手，肿胀疼痛，伴口干且苦，小便短黄，大便黏腻。舌红，苔黄腻，脉滑数。

**治则** 清肝泻火、解毒。

**操作要点** 选用刺络拔罐法。穴位取皮肤红肿最鲜亮阿是穴处及膈俞、肝俞、委中，施术者先将局部皮肤用碘伏棉签由内向外环形消毒皮肤（直径5cm）后，持毫火针烧至通红，迅速刺入，随即出针，针体直入直出，针刺深度以刺至疖肿基底部为度，而后施术者右手持夹有95%的酒精棉球止血钳，左手持大小适合的玻璃罐，将点燃的酒精棉球迅速在玻璃罐内绕1～3圈再抽出，迅速拔在局部刺络的部位。留罐5～10分

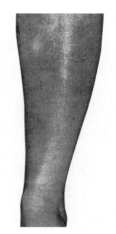

图1-2-1 肝脾湿火证

钟（拔罐时间可根据出血量适当增减），待出血量达5～10ml时，取下罐后用无菌药棉擦净局部，再用碘伏对皮损处消毒以防感染。

坐罐法：选背部膀胱经上的大椎穴、肺俞、肝俞、脾俞、膈俞，施术者右手持夹有95%的酒精棉球的止血钳，点燃后在玻璃罐内绕1～3圈再抽出，并迅速将玻璃罐扣在膀胱经的腧穴上，留罐3～5分钟，然后将罐起下。

 **疗程** 刺络拔罐法1次/隔日，2～3次1个疗程。坐罐法1次/日，5～7次1个疗程。

可配合中药冷湿渍、耳尖放血、火针等治疗。

## 湿热毒蕴证

 **证候** 好发于下肢，局部红赤肿胀、灼热疼痛，或见水疱、紫斑，甚至结毒化脓或皮肤坏死，或反复发作，可形成大脚风，伴发热，胃纳不香，小便短黄，大便秘结，舌红，苔黄腻，脉滑数。

 **治则** 利湿、清热、解毒。

**操作要点** 采用刺络拔罐法。穴位取皮肤红肿最鲜亮阿是穴处及大椎、委中，具体操作方法同上。

坐罐法，取背部膀胱经上的大椎、肺俞、肝俞、脾俞、大肠俞、膈俞，操作方法同上。

背部膀胱经走罐疗法，可选用口径较大的玻璃罐，罐口要平滑，先在罐口或欲拔罐部位涂一些凡士林油膏等润滑油，将95%乙醇棉球点燃后，将罐内空气燃尽，迅速将罐体吸附罩于皮损表面，并快速延背部膀胱经由上向下拉动罐体，速度每秒10~15cm，每次拉动方向一致，拉动至腰部后借助腕力将罐体与皮肤分离，其后再次将罐内空气燃尽吸附于皮损表面拉动罐体，依此法重复作用于膀胱经30次，每5次更换罐体，间歇时间不超过10秒，吸附力以罐内皮肤凸起3~4mm为度。

**疗程** 刺络拔罐法1次/隔日，2~3次1个疗程。坐罐法1次/日，5~7次1个疗程。走罐疗法1次/日，5~7次1个疗程。
可配合中药冷湿渍、耳尖放血、火针及刮痧等治疗。

## 风热毒蕴证

**证候** 好发于头面部，皮肤鲜红灼热，肿胀疼痛，甚则发生水疱，眼胞肿胀难睁，伴恶寒，发热，头痛，溲赤、便秘。舌质红，苔薄黄，脉浮数。

**治则** 疏风、清热、解毒。

**操作要点** 采用刺络拔罐法。选大椎、肺俞刺络拔罐，操作方法同上。亦可选用坐罐法，选风门、肺俞、脾俞、心俞、血海等穴，施术者右手持夹有95%的酒精棉球的止血钳，点燃后在玻璃罐内绕1~3圈再抽出，并迅速将罐子扣在刺络腧穴上，留罐10~15分钟，（拔罐时间可根据出血量适当增减），待出血量达5～10ml时，取下罐后用无菌药棉擦净局部，再用碘伏对皮损处消毒以防感染。

 **疗程** 刺络拔罐法1次/隔日，2～3次1个疗程。坐罐法1次/日，5～7次1个疗程。

可配合中药冷湿渍、耳尖放血、耳穴贴压等治疗。

## 五、按语

丹毒，西医称之为急性淋巴管炎，是由溶血性链球菌从皮肤或黏膜的细微破损处侵入皮内网状淋巴管所引起的急性炎症性疾病。丹毒是火热毒邪郁于血分，发于肌肤而成，临床上大多是营卫失调、气血凝滞、毒邪壅聚、蒸腾于外的表现，抓住火热毒邪和气血郁滞的关键，以清热解毒、活血通络、祛瘀生新为治疗原则，运用刺络拔罐疗法，以达到血去邪出，祛瘀生新之目的。正如《灵枢·官针》所云："络刺者，刺小络之血脉也………始刺浅之，以逐邪而来血气。"《灵枢·小针解》云："满则泄诸，气口盛当泻也，菀陈则除之，去血脉也。"治疗丹毒重在泻血祛邪，疏经祛风，务求其尽，控制出血量是一关键，若单纯刺络不用加拔火罐，往往瘀血留驻不消，贼邪伏而不退，以致"在浅不疗，遂生大病"。而刺络拔罐正是泻瘀血邪气，固守经隧的最佳方法，以"菀陈者除之"为原则告诫医者："视其血络，刺出其血，无恶血得入于经，以成其疾。"用药物或一般针灸的治疗方法治疗，可以治本祛邪，但常因关门留邪而事倍功半。通过刺络拔罐针刺于穴位或皮损局部，给贼邪以出路，针刺后拔火罐，既加强了火针开门祛邪之力，又使湿热之邪充分外泄，治疗后使疼痛消失。通过对督脉和膀胱经行走罐疗法，可起到开泄腠理、泻火解毒、行气活血止痛的作用。通过对委中、肺俞闪罐，可起到行气活血、消肿止痛的作用。血海擅长祛风凉血，委中凉血解毒，通过对委中、血海留罐，可起到清散血热、祛风排毒的作用。

## 六、注意事项

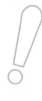

● 操作中防止损伤皮肤。用闪火法时，酒精棉球（95%乙醇浸泡）要挤干，防止酒精滴落，烧伤皮肤。注意罐壁的完整性，防止划伤皮肤。

● 留罐时间不宜太久，避免皮肤起水疱，若烫伤或留罐时间太长而皮肤起水疱时，小疱勿须处理，仅敷以消毒纱布，防止擦破即可。水疱较大时，用消毒针将疱液放出，可局部红光治疗，外涂莫匹罗星软膏，以防感染。

● 走罐时，应略带上提，不宜用力往下压按，以免疼痛不适。

● 保持皮损局部清洁，防止继发感染。

● 丹毒起病急骤，发展迅速，宜及早诊断，及早治疗，若发于下肢者，应抬高患肢30°～40°；如患有足癣，应积极治疗，以防下肢丹毒复发；如患面部丹毒，应寻找鼻腔、口腔、耳部等处有无病灶，以防走黄变证发生。若有内陷走黄重症，宜采用多种措施综合治疗。

# 第三节　黄水疮（脓疱疮）

## 一、定义

> 　　黄水疮是一种常见的化脓性传染性皮肤病。古代文献称之为"滴脓疮""天疱疮"等。相当于西医的脓疱疮。

## 二、病因病机

　　本病多因湿热之邪，侵袭肺卫，郁于皮肤，肺卫有热，脾胃有湿，引起气机不畅，疏泄障碍，熏蒸肌肤而发病。

## 三、诊断要点

**❶**

好发于颜面，尤其是口鼻周围。

**❷**

多在夏秋季节发病，以儿童多见。

**❸**

皮损以脓疱，疱壁易破，形成脓痂，呈污黄色或黑色为特征，脓痂边缘常有不完整的环形脓疱及红晕，痂下为糜烂面。

**❹**

具有传染性。

## 四、拔罐治疗

拔罐治疗前准备：依据皮损部位，嘱患者取坐位或卧位，充分暴露皮损区及拔罐部位，拔罐疗法在皮肤病治疗中常依据中医基础理论来辨证论治。

### 暑湿热蕴证 （图1-3-1）

 **证候** 皮疹多而脓疱密集，色黄，四周有红晕，破后糜烂面鲜红，或有发热，多有口干、便干、小便黄等。舌红，苔黄腻，脉濡数或滑数。

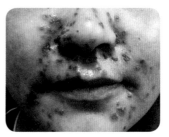

图1-3-1 暑湿热蕴证

 **治则** 清热利湿，祛暑解毒。

 **操作要点** 选用坐罐法。穴位取大椎、肺俞、心俞、脾俞、胃俞、三焦俞，施术者右手持夹有95%的酒精棉球的止血钳，点燃后在玻璃罐内绕1～3圈再抽出，并迅速将玻璃罐扣在腧穴上，留罐5～10分钟，然后将罐起下。

刺络拔罐法，若皮损色红热盛，可选取大椎穴，施术者先将局部皮肤用碘伏棉签由内向外环形消毒皮肤（直径5cm）后，用三棱针或四号半一次性注射器针头在大椎上快速点刺穴位后，手法宜轻、宜浅、宜快，使之微见出血为度。而后施术者右手持夹有95%的酒精棉球止血钳，左手持大小适合的玻璃罐，将点燃的酒精棉球迅速在玻璃罐内绕1～3圈再抽出，迅速拔在大椎穴上，留罐5～10分钟，（拔罐时间可根据出血量适当增减），待拔出血量达到5～10ml时，取下火罐，起罐后用消毒棉球擦净血污。

**疗程** 刺络拔罐法1次/隔日，2～3次1个疗程。坐罐法1次/日，5～7次1个疗程。

可酌情配合中药溻渍治疗、耳尖放血、少商穴、委中穴放血。

## 脾虚湿滞证

**证候** 皮疹少而脓疱稀疏，色淡黄或淡白，四周红晕不显，破后糜烂面淡红；多伴食少面白无华，大便溏薄；舌淡，苔薄微腻，脉濡细。

**治则** 理气健脾，祛湿止痒。

**操作要点** 选用闪罐法。穴位取脾俞、肾俞、血海、关元，施术者右手持夹有95%酒精棉球的止血钳，左手持大小适合的玻璃罐，将点燃的酒精棉球迅速探入罐底绕1～3圈后将罐拔在穴位上，将罐拔住后，立即取下，再迅速拔住，如此反复多次的拔上起下，直至皮肤潮红为度。

**疗程** 1次/天，5天1个疗程。

病久不愈者可配合选用脾俞穴行中药敷脐；耳穴神门、内分泌行耳穴贴压。

## 五、按语

黄水疮，现代医学称之为脓疱疮，该病是由金黄色葡萄球菌或溶血性链球菌引起的一种化脓性皮肤病，儿童多见，可通过接触传染，迅速蔓延。

清·吴谦等《医宗金鉴》云："黄水疮，初如粟米，而痒兼痛，破流黄水，浸淫成片，随处可生，由脾胃湿热，外受风邪相搏而成。该病皮损潮红，多伴心烦、口渴、小便赤、大便干，舌红脉滑数者，属实证，辨证属暑湿热蕴证，若湿重于热，由于湿阻中焦，脾胃升降失常，影响津液输布，溢于肌肤而成，治疗以解毒、收敛、燥湿为原则，中医外治予拔罐疗法辨证选穴清热利湿、祛暑解毒，《针灸甲乙经》云："大椎，三阳，督脉之会。"选穴取大椎为主以损热，平调阴阳，心俞穴以清热泻火，配合肺俞调和营卫，脾俞穴除湿，三焦俞穴通调水道；联合中药皮损部位冷湿敷以清热除湿解毒，对于渗液明显，疮面糜烂者，予祛湿散香油外敷，祛湿散方中大黄凉血解毒胜湿止痒为君药；佐以黄芩青黛清热除湿，泻火解毒；辅以寒水石去腐生肌，同时青黛及寒水石兼有收湿敛疮之效。若皮损色赤，舌红脉数者热重于湿，行耳尖放血以泄热解毒，引邪外出。

脓疱疮后期病情迁延不愈，皮损部位愈合缓慢，皮损色黄或淡白者，属虚证，辨证属脾虚湿滞证，脾脏有运化水液的功能，脾气虚弱，使得脾脏运化水液功能不能正常发挥，造成水液代谢障碍，湿邪停滞在体内，吴瑭《温病条辨》谓："其性氤氲黏腻，即湿邪黏滞，病久难愈。"脾为"后天之本、气血生化之源"，脾虚则气血生化不足，疮面难以生新，故皮损色黄或淡白。选取关元、脾俞穴益气健脾、扶正祛邪，血海具有调理气血，调摄血的分布，若患者瘙痒配合血海穴以养血润肤止痒；选取穴位后行闪罐法，以皮肤潮红为度，速度中等，以补虚为策；联合中药敷脐补益脾气，敷脐药物可选黄芪、党参以鼓舞正气。通过联合治疗，提高临床疗效，取到事半功倍的效果。

## 六、注意事项

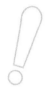

● 拔罐治疗脓疱疮时切记不要在皮损处操作，避免皮损蔓延传播。

● 操作中防止损伤皮肤。行罐法操作时，酒精棉球（95%乙醇浸泡）要挤干，防止酒精滴落，烧伤皮肤。注意罐壁的完整性，防止划伤皮肤。

● 起罐时要做到稳、准、轻、快。不要硬拉或旋转，应以一手扶住罐身，另一手的手指按压罐口一次皮肤，使空气进入罐内，罐即脱落。

# 第四节  热疮（单纯疱疹）

## 一、定义

热疮是指发热后或高热过程中在皮肤黏膜交界处所发生的一种急性疱疹性皮肤病。古代文献又称为"热疮""热气疮""火燎疮""剪口疮"。相当于西医的单纯疱疹。

## 二、病因病机

总因外感风温热毒，阻于肺胃二经，蕴蒸皮肤而生；或肝经湿热下注，阻于阴部而成疮。

## 三、诊断要点

**❶** 多发于热病（如猩红热、重感冒、疟疾等）过程中或发热之后。

**❷** 好发于口角、唇缘、眼睑、鼻孔旁、外生殖器等处的皮肤与黏膜交界处。

**❸** 皮损呈针尖大小至绿豆大小成群的水疱，疱液先清后浊，周围红晕，自觉瘙痒灼热。数日后疱破露出糜烂面，渐结痂痊愈。病程约1周，易反复发作。

**❹** 水疱底部刮取物涂片可见细胞核内病毒包涵体。

## 四、拔罐治疗

拔罐治疗前准备：依据皮损部位，嘱患者取坐位或卧位，充分暴露皮损区及拔罐部位，拔罐疗法在皮肤病治疗中常依据中医基础理论来辨证论治。

### 肺胃热盛证 （图1-4-1）

 疱疹多见于颜面部或口唇鼻侧，群集小水疱，灼热刺痒，可伴轻度周身不适，心烦郁闷，大便干，小便黄，舌红，苔黄，脉弦数。

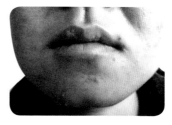

 治则　疏风、清热、解毒。

图1-4-1　肺胃热盛证

 操作要点　可选用刺络拔罐法。穴位取大椎穴、肺俞穴，施术者先将局部皮肤用碘伏棉签由内向外环形消毒皮肤（直径5cm）后，用三棱针或四号半一次性注射器针头在大椎、肺俞穴上快速点刺穴位后，手法宜轻，宜浅，宜快，使之微见出血为度。而后施术者右手持夹有95%的酒精棉球止血钳，左手持大小适合的玻璃罐，将点燃的酒精棉球迅速在玻璃罐内绕1~3圈再抽出，迅速拔在大椎、肺俞穴上，留罐5~10分钟，（拔罐时间可根据出血量适当增减），待拔出血量达到5~10ml时，取下火罐，起罐后用消毒棉球擦净血污。

坐罐法，穴位取膀胱经风门、肺俞、膈俞、胆俞、脾俞、胃俞等背俞穴坐罐，施术者右手持夹有95%酒精棉球的止血钳，左手持大小适合的玻璃罐，将点燃的酒精棉球迅速探入罐底，迅速将罐子扣在穴位上，留罐10~15分钟。

 疗程　刺络拔罐法1次/隔日，2~3次1个疗程。坐罐法1次/日，5~7次1个疗程。

可酌情配合局部毫火针、耳尖放血、中药溻渍治疗；祛湿散、植物油中药涂擦治疗。

# 湿热下注证

**证候** 疱疹好发于外阴，灼热痛痒，水疱易破糜烂，可伴有发热，尿赤、尿频、尿痛。舌红，苔黄，脉数。

**治则** 清热利湿、解毒。

**操作要点** 刺络拔罐法。穴位取脾俞、三焦俞刺络拔罐，具体操作同上。亦可选用坐罐法。穴位取膀胱经肺俞、膈俞、脾俞、三焦俞、大肠俞等背俞穴坐罐，具体操作同上。

**疗程** 1次/隔日，2~3次1个疗程。坐罐法1次/日，5~7次1个疗程。可酌情配合针灸疗法、刮痧、委中放血等治疗。

## 五、按语

单纯疱疹是由单纯疱疹病毒所致的一种发于皮肤黏膜交界处的急性疱疹性皮肤病，古代医学称之为"热疮"。《圣济总录》曰："热疮本于热盛，风气因而乘之，故特谓之热疮。"历代医家均认为本病由风热所致。

肺胃热盛证病程短，疱疹多见于颜面部或口唇鼻侧，群集小水疱，灼热刺痒，可伴轻度周身不适，心烦郁闷，大便干，小便黄。舌红，苔黄，脉弦数。属实证，多为内有蕴热，外感时毒，热毒互结郁于肺胃，上蒸头面而发病。中医外治予拔罐疗法辨证选穴疏风清热解毒，穴位选大椎穴以清热泻火，肺俞穴以疏风解表，膈俞穴具有化痰祛浊的功能，刺激膈俞穴可调节脏腑器官的功能活动，调节中焦脾胃之升降，配合脾胃俞穴达到清中焦湿热之目的。

湿热下注证多发于外阴，常感灼热痛痒，水疱易破，糜烂，可伴有发热，尿赤、尿频、尿痛。舌红，苔黄，脉数。通过拔罐法治疗，能达到开门祛邪，给贼邪以出路。通过施治于穴位，气得热则行，湿得热则散，郁得火乃发之意，配合大肠俞除湿，三焦俞穴通调水道，可配合选脾俞穴、三焦俞穴加强开门祛邪之力，使湿热之邪充分外泄。

## 六、注意事项

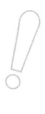

- 操作中防止损伤皮肤。用闪火法时，使用酒精棉球（95%乙醇浸泡）应防止酒精滴落，烧伤皮肤。注意罐壁的完整性，防止划伤皮肤。

- 留罐时间不宜太久，避免皮肤起水疱，若烫伤或留罐时间太长而皮肤起水疱时，小疱勿须处理，仅敷以消毒纱布，防止擦破即可。水疱较大时，用消毒针将疱液放出，可局部红光治疗，外涂莫匹罗星软膏，以防感染。

- 拔罐操作时要做到稳、准、轻、快。

- 起罐时不要硬拉或旋转，应以一手扶住罐身，另一手的手指按压罐口一次皮肤，使空气进入罐内，罐即脱落。

# 第五节 蛇串疮（带状疱疹）

## 一、定义

蛇串疮是一种皮肤上出现成簇水疱、呈带状分布、痛如火燎的急性疱疹性皮肤病。古代文献称之为"蜘蛛疮""火带疮""腰缠火丹"等。本病相当于西医的带状疱疹。

## 二、病因病机

本病多因情志内伤，肝经郁热，或饮食不节，脾失健运，湿热内蕴，外溢肌肤而生；或感染毒邪，湿热火毒蕴结于肌肤而成。本病初期以湿热火毒为主，后期属正虚血瘀兼挟湿邪为患。

## 三、诊断要点

❶ 发疹前可有疲倦、低热、全身不适、食欲不振等前驱症状。

❷ 患处有神经痛，皮肤感觉过敏。

❸ 好发部位是一侧腰胁、胸背、头面、四肢等处，其他部位亦可发生。

❹ 皮疹为红斑上簇集性粟粒至绿豆大水疱，疱液常澄清。

**⑤** 皮疹常单侧分布，一般不超过躯体中线。

**⑥** 病程有自限性，约2～3周，愈后可留色素改变，发生坏死溃疡者可留瘢痕。

**⑦** 头面部带状疱疹可累及眼耳部，引起疱疹性角膜结膜炎或面瘫等。

## 四、拔罐治疗

拔罐治疗前准备：依据皮损部位，嘱患者取坐位或卧位，充分暴露皮损区及拔罐部位，拔罐疗法在皮肤病治疗中常依据中医基础理论来辨证论治。

### 肝经郁热证 （图1-5-1）

**证候** 皮损鲜红，灼热刺痛，疱壁紧张，口苦咽干，心烦易怒，小便黄，大便干燥。舌质红，苔薄黄或黄厚，脉弦滑数。

**治则** 清热泻肝，理气止痛。

**操作要点** 选用坐罐法。取局部红斑水疱处，施术者右手持夹有95%的酒精棉球的止血钳，点燃后在左手持的玻璃罐内绕1～3圈再抽出，并迅速将玻璃罐扣在局部皮疹处，留

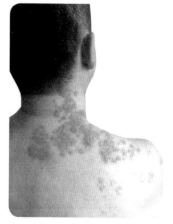

图1-5-1 肝经郁热证

罐5～10分钟，然后将罐起
下。（图1-5-2）

亦可选用刺络拔罐法，可选
取肝俞，施术者先将局部皮
肤用碘伏棉签由内向外环形
消毒皮肤（直径5cm）后，
用三棱针或四号半一次性注
射器针头在肝俞上快速点刺
穴位后，手法宜轻、宜浅、
宜快，使之微见出血为度。

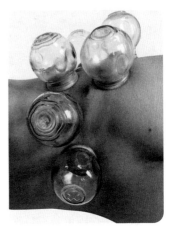

图1-5-2　肝经郁热证 拔罐治疗

而后施术者右手持夹有95%
的酒精棉球止血钳，左手持
大小适合的玻璃罐，将点燃
的酒精棉球迅速在玻璃罐内
绕1～3圈再抽出，迅速拔在
肝俞穴上，留罐5～10分钟，
（拔罐时间可根据出血量适当
增减），取下火罐，起罐后
用消毒棉球擦净血污。（图
1-5-3）

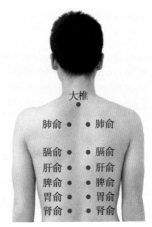

图1-5-3　肝经郁热证 选穴

**疗程**　刺络拔罐法1次/3～5日，1～2次1个疗程。坐罐法1次/日，
5～7次1个疗程。

可酌情配合中药冷湿渍、耳尖及大椎放血、针灸及耳穴贴压
等治疗。

## 脾虚湿蕴证 （图1-5-4）

**证候** 皮损色淡，疼痛不显，疱壁松弛，口不渴，食少腹胀，小便清，大便时溏。舌淡或正常，苔白或白腻，脉沉缓或滑。

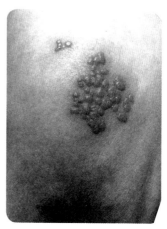

图1-5-4 脾虚湿蕴证

**治则** 健脾除湿，通络止痛。

**操作要点** 选用闪罐法。穴位取肺俞、膈俞、脾俞、胃俞，施术者右手持夹有95%的酒精棉球的止血钳，点燃后在左手持的玻璃罐内绕1～3圈再抽出，并迅速将罐子拔在穴位上，然后又立即取下，再迅速拔住，反复多次地拔上起下，直至皮肤潮红为度，根据体质辨证调整闪罐力度及时间。

可选用神阙穴坐罐法，施术者右手持夹有95%的酒精棉球的止血钳，点燃后在左手持的大号玻璃罐内绕1～3圈再抽出，并迅速将罐子扣在神阙穴上，留罐3～5分钟，然后将罐起下。

**疗程** 闪罐法1次/天，5天1个疗程，坐罐法1次/日，5～7次1个疗程。

可酌情配合脾经、胃经的穴位埋线、针灸，耳部耳穴贴压等治疗。

# 气滞血瘀证 （图1-5-5）

**证候** 皮疹减轻或消退后局部疼痛不止，放射到附近部位，痛不可忍，坐卧不安，重者可持续数月或更长时间，小便尚可，大便正常或干。舌暗，苔白，脉弦细。

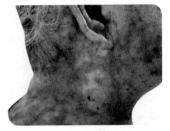

图1-5-5 气滞血瘀证

**治则** 活血化瘀，通络止痛。

**操作要点** 选用刺络拔罐法。穴位取局部阿是穴和膈俞、委中穴，具体操作方法同上。

膀胱经走罐疗法后坐罐，可选用口径较大的玻璃罐，罐口要平滑，先在罐口或欲拔罐部位涂一些凡士林油膏等润滑油，将95%酒精棉球点燃后，将罐内空气燃尽，迅速将罐体罩吸附于背部，延膀胱经自上而下快速拉动罐体，速度每秒10~15cm，每次拉动方向一致，拉动至腰部后借助腕力将罐体与皮肤分离，其后再次将罐内空气燃尽吸附于背部皮肤表面拉动罐体，依此法重复作用于膀胱经30次，每5次更换罐体，间歇时间不超过10秒，吸附力以罐内皮肤凸起3~4mm为度。走罐后在膀胱经肺俞、脾俞、胃俞、肾俞、三焦俞穴上坐罐，留罐10~15分钟，然后将罐起下。

**疗程** 刺络拔罐法1次/隔日，2~3次1个疗程。走罐后坐罐法1次/日，5~7次1个疗程。

可酌情配合中药热奄包、火疗、针灸、耳穴贴压等治疗。

## 五、按语

蛇串疮，西医称之为带状疱疹，是由水痘-带状疱疹病毒引起的皮肤病。治疗常口服清热利湿、行气止痛的药物，《素问·皮部论》："是故百病之始生也，必先于皮毛……皮者，脉之部也。邪客于皮，则腠理开，开则邪入客于络脉；络脉满则注于经脉；经脉满则入舍于腑脏也。故皮者有分部，不与，而生大病也。"，中医外治特色疗法拔罐疗法，具有开门祛邪的功效，通过刺络拔罐治疗肝经郁热证，针刺施治于穴位或皮损局部，给贼邪亦出路，针后拔火罐，火罐加强了开门祛邪之力，使湿热之邪充分外泄，治疗后使水疱迅速干瘪结痂，疼痛消失，同时选用背部膀胱经上的大椎穴、肺俞、肝俞、胆俞坐罐法可泻湿热；通过闪罐法治疗脾虚湿蕴证，运用在皮损局部具有振奋阳气，推动局部气血运行的作用，在脾俞和胃俞穴上闪罐增强健脾和胃的功用，在肺俞上闪罐可达到调和营卫、疏通表里的目的；《针灸甲乙经》云："脐中，神阙也，为先天之结缔，后天之气舍，元神之阙庭。"神阙穴位于任脉循行线上，而任督冲为一源三岐，三脉经气相通，联系五脏六腑四肢百骸，故神阙穴为经络之总枢，经气之会海，在神阙穴坐罐能够通过脐部的经络循行迅速达到病所，具有疏通经络，通达脏腑，扶正祛邪，调整阴阳的作用。足太阳膀胱经行于肩背等部位，其生理功能之一是主一身营卫，有抵抗外邪侵袭的作用，在背部足太阳膀胱经用留罐，通过拔罐疗法将人体之邪驱于体表而发挥卫气的作用，即所谓邪去而正安。若病程迁延，局部气血瘀滞不通，通则不痛，痛处固定不移者多属气滞血瘀，运用《内经》"盛则泻之，菀陈则除之"的治疗原则，采用中医外治法刺络拔罐法治疗气滞血瘀证，《临证指南医案》："盖久病入络，络中气血，虚实寒热，稍有留邪，皆能致痛"。瘀血作为致病因素，在局部阿是穴和膈俞、委中穴处利用针具密刺，后拔罐使瘀血得除，虚损经气自然恢复，从而起到祛瘀生新之功，使血脉通而疼痛止，膀胱经可采用走罐疗法以疏通经络，配合中药热奄包、火针等温热疗法疏通经络，从而达到"通则不痛"的目的。

## 六、注意事项

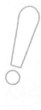

- 操作中防止损伤皮肤。用闪火法时，防止酒精滴落，烧伤皮肤。注意罐壁的完整性，防止划伤皮肤。

- 留罐时间不宜太久，避免皮肤起水疱，若烫伤或留罐时间太长而皮肤起水疱时，小疱勿须处理，仅敷以消毒纱布，防止擦破即可。水疱较大时，用消毒针将疱液放出，可局部红光治疗，外涂莫匹罗星软膏，以防感染。

- 走罐时，应略带上提，不宜用力往下压按，以免损伤胸肋软骨。

- 本病诊治中注意病情变化，对于出现特殊型疱疹如坏疽型、泛发型疱疹或病毒性脑炎等则应综合治疗。严重高血压、冠心病患者慎用。孕妇忌用。

# 第二章 变应性皮肤病

## 第一节 湿疮（湿疹）

### 一、定义

湿疮是一种常见的由于禀赋不耐，因内外因素作用而引起的过敏性炎症性皮肤病。其临床特点为皮损形态多样，对称分布，剧烈瘙痒，有渗出倾向，反复发作，易成慢性等。根据湿疮的不同发病部位及皮损特点，古代文献中又称之为"浸淫疮""血风疮""粟疮""旋耳疮""瘑疮""肾囊风""绣球风""脐疮""四弯风""乳头风"等。本病相当于西医的湿疹。

### 二、病因病机

湿疮病因复杂，可由多种内、外因素引起。常因禀赋不耐，饮食失节，或过食辛辣刺激荤腥动风之物，脾胃受损，失其健运，湿热内生，又兼外受风邪，内外两邪相搏，风湿热邪浸淫肌肤所致。其发生与心、肺、肝、脾四经关系密切。

## 三、诊断要点

### 1. 急性湿疹

| | |
|---|---|
| 急性发病。 | 常对称分布。好发于面、耳、手、足、前臂、小腿等外露部位，严重时可延及全身。 |
| 皮损多形性，可在红斑基础上出现丘疹、丘疱疹及小水疱，集簇成片状，边缘不清。常因搔抓常引起糜烂、渗出。如染毒，可有脓疱、脓液及脓痂，臀核肿大。 | 自觉剧痒及灼热感。 |

### 2. 亚急性湿疹

| | |
|---|---|
| 急性湿疮经治疗，红肿及渗出减轻，进入亚急性阶段，或由慢性湿疮加重所致。 | |
| 皮损以小丘疹、鳞屑和结痂为主，仅有少数丘疱疹和糜烂或有轻度浸润。 | 自觉瘙痒。 |

### 3. 慢性湿疹

| | |
|---|---|
| 可由急性湿疹反复发作而致或开始即呈慢性。 | 好发于面部、耳后、肘、腘窝、小腿、外阴和肛门等部位，伴剧痒。 |
| 皮损较局限，肥厚浸润显著，境界清楚，多有色素沉着。 | 病程慢性，常有急性发作。 |

## 四、拔罐治疗

拔罐治疗前准备：依据皮损部位，嘱患者取坐位或卧位，充分暴露施治部位，治疗以皮损或经络为单位，局部行常规消毒，治疗手法以辨证分型为依据。

### 湿热浸淫证 （图2-1-1）

 **证候** 发病急，皮损潮红灼热，丘疹及丘疱疹分布密集，瘙痒无休，抓破滋汁淋漓，伴身热、烦渴，大便干，尿短赤。舌质红，苔薄或黄，脉滑或数。

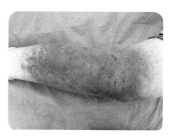

图2-1-1 湿热浸淫证

 **治则** 清热利湿。

 **操作要点** 选用刺络拔罐法。选取大椎、膈俞、委中等穴位交替或者皮损局部，施术者先将局部皮肤用碘伏棉签由内向外环形消毒皮肤（直径5cm）后，用火针、三棱针或四号半一次性注射器针头在大椎、膈俞、耳尖、委中等穴位上快速点刺穴位后，手法宜轻，宜浅，宜快，使之微见出血为度。而后施术者右手持夹有95%的酒精棉球止血钳，左手持大小适合的玻璃罐，将点燃的酒精棉球迅速在玻璃罐内绕1～3圈再抽出，迅速拔在刺络处，留罐5～10分钟（拔罐时间可根据出血量适当增减），取下火罐，起罐后用消毒棉球擦净血污；用碘伏在皮损处消毒以防感染。

**疗程** 刺络拔罐法1次/隔日，3～5次/疗程。

可配合局部皮疹毫火针、中药湿渍、耳尖放血等治疗。

## 脾虚湿盛证 （图2-1-2）

**证候** 皮损潮红，瘙痒，抓后糜烂、渗液，可见鳞屑，伴食少神疲，腹胀便溏。舌淡胖，苔白或腻，脉弦缓。

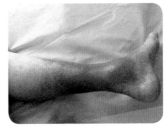

图2-1-2 脾虚湿盛证

**治则** 健脾利湿。

**操作要点** 选用坐罐法。选取双肺俞、双膈俞、双脾俞、双肾俞，选用口径适当的罐，施术者右手持夹有95%的酒精棉球的止血钳，利用燃烧时火焰的热力，排除空气，形成负压，将罐吸附在皮肤上，留罐10分钟。

**疗程** 坐罐法1次/日，10次为1个疗程。

可配合中药熏洗、火针等治疗。

## 血虚风燥证 （图2-1-3）

**证候** 常是慢性湿疹方法发作，病程较长，皮损色暗或色素沉着，剧烈瘙痒，或皮肤粗糙肥厚、苔藓样变、血痂、脱屑，伴口干不欲饮，头昏乏力，腹胀。舌淡苔白，脉弦细。

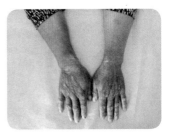

图2-1-3 血虚风燥证

**治则** 活血通络、祛风止痒。

**操作要点** 选用刺络拔罐法。选取血海、三阴交及肥厚苔藓化皮损处，施术者先将局部皮肤用碘伏棉签由内向外环形消毒皮肤（直径5cm）后，用火针、三棱针或四号半一次性注射器针头在血海、三阴交及肥厚苔藓化皮损处快速点刺后，手法宜轻、宜浅、宜快，使之微见出血为度。而后施术者右手持夹有95%的酒精棉球的止血钳，左手持大小适合的玻璃罐，将点燃的酒精棉球迅速在玻璃罐内绕1～3圈再抽出，迅速拔在刺络处，留罐5～10分钟（拔罐时间可根据出血量适当增减），待拔出血量达到5～10ml时，取下火罐，起罐后用消毒棉球擦净血污，用碘伏在皮损处消毒以防感染。

亦可选用走罐疗法。取局部皮损肥厚处，可选用口径较大的玻璃罐，罐口要平滑，先在罐口或欲拔罐部位涂一些凡士林油膏等润滑油，将95%乙醇棉球点燃后，将罐内空气燃尽，迅速将罐体罩吸附于皮损表面，并快速由上向下拉动罐体，速度每秒10～15cm，每次拉动方向一致，借助腕力将罐体与皮肤分离，其后再次将罐内空气燃尽吸附于皮损表面拉动罐体，依此法重复作用于膀胱经30次，每5次更换罐体，间歇时间不超过10秒，吸附力以罐内皮肤凸起3～4mm，皮肤出现潮红、深红或起丹痧为度。

**疗程** 刺络拔罐法1次/隔日，2～3次1个疗程。走罐1次/日，5～7次1个疗程。

可配合中药药浴、中药熏蒸、火针等治疗。

## 五、按语

湿疹是由多种内外因素引起的一种具有明显渗出倾向的炎症性皮肤病，皮疹呈多形性，慢性期皮损局限而有浸润和肥厚，瘙痒剧烈，经久不愈。属于中医学"湿疮""浸淫疮"的范畴，本病总由禀赋不耐，风、湿、热邪阻滞肌肤所致。《内经》："盛则泻之，菀陈则除之。"《内经》："正气存内，邪不可干，邪之所凑，其气必虚。"中医特色外治刺络拔罐疗法，可给邪以出路，有清热利湿、解毒止痒；早期皮损为红斑、丘疹、水疱时，证属湿热之象，正邪交争，多属邪盛正不虚，此期治疗重点在祛邪，拔罐配合刺络放血可使湿热浊毒之邪外出，祛邪引热、毒邪外出；若病程迁延，正虚邪恋，皮损粗糙肥厚、苔藓样变，见于疾病后期，瘙痒难忍者，多属气滞血瘀或气虚血瘀；瘀血作为致病因素，点刺后拔罐使瘀血得泄，从而起到了祛瘀生新之功。古人把膀胱经比喻成人身体的藩篱，膀胱经拔罐可振奋阳气，取扶正祛邪之义。诸法皆重在治病求本。

## 六、注意事项

- 拔罐操作中，防止乙醇滴落，烧伤皮肤；注意罐壁的完整性，防止划伤皮肤。
- 应根据不同部位选用不同口径的火罐，若体位不当、移动、骨骼凹凸不平、毛发较多的部位均不适用。
- 忌用高热抽搐及凝血机制障碍患者，及皮肤过敏、溃疡、水肿、大血管处。
- 忌用于孕妇的腹部及腰骶部。

# 第二节  瘾疹（荨麻疹）

## 一、定义

> 瘾疹是因皮肤上出现鲜红色或苍白色风团，时隐时现，故名。本病以瘙痒性风团，突然发生，迅速消退，不留任何痕迹为特征。常分为急性、慢性两类。急性者，骤发速愈；慢性者，反复发作达数月或更久。古代文献称之为瘾疹。相当于西医的荨麻疹。

## 二、病因病机

本病总因禀赋不耐，人对某些物质过敏所致。可因气血虚弱，卫气失固；或因饮食不慎，多吃鱼腥海味、辛辣刺激食物，或因药物、生物制品、慢性感染病灶、昆虫叮咬、肠道寄生虫，或因七情内伤、外受虚邪贼风侵袭等多种因素所诱发。

## 三、诊断要点

**1** 突然出现风团，大小不等，形态各异，界限清楚。

**2** 发无定处、定时，时隐时现，消退后不留痕迹。

**3** 剧烈瘙痒，或有烧伤、刺痛感。

**4** 部分病例可有腹痛腹泻，或气促胸闷，呼吸困难，甚则引起窒息。

**5** 皮肤划痕试验阳性。

## 四、拔罐治疗

拔罐治疗前准备：依据皮损部位，嘱患者取坐位或卧位，充分暴露疱疹区及拔罐部位，治疗以皮损或经络为单位，治疗手法以辨证分型为依据。

### 风热证 （图2-2-1）

**证候** 多发于夏秋季，起病急，风团色红，自觉灼热瘙痒，遇热加重，遇冷减轻，多伴有恶心、心烦、口渴、咽部肿痛。舌质红，苔薄黄，脉浮数。

**治则** 清热疏风，辛凉透表。

**操作要点** 可选用刺络拔罐法。患者取俯卧位，取穴大椎、风门及膈俞、委中，两组穴位交替，施术者先将局部皮肤用碘伏棉签由内向外环形消毒皮肤（直径5cm）后，用火针、三棱针或四号半一次性注射器针头快速点刺穴位后，手法宜轻、宜浅、宜快，使之微见出血为度。而后施术者右手持夹有95%的酒精棉球止血钳，左手持大小适合的玻璃罐，将点燃的酒精棉球迅速在玻璃罐内绕1~3圈再抽出，迅速拔在腧穴上，留罐

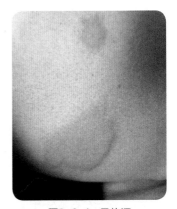

图2-2-1 风热证

5～10分钟，待拔出血量达到5～10ml时，取下火罐，起罐后用消毒棉球擦净血污，用碘伏在皮损处消毒以防感染。

闪罐法，穴位取肺俞、风门、脾俞穴，施术者右手持夹有95%酒精棉球的止血钳，左手持大小适合的玻璃罐，将点燃的酒精棉球迅速探入罐底绕1～3圈后将罐拔在穴位上，将罐拔住后，立即取下，再迅速拔住，如此反复多次的拔上起下，直至皮肤潮红为度。

**疗程** 刺络拔罐法1次/隔日，2～3次1个疗程。闪罐法1次/日，5天为1个疗程。

## 风寒证 （图2-2-2）

**证候** 多发于冬春季，风团色白或淡，得冷加剧，得热则减轻，自觉瘙痒，可伴有畏寒恶风，口不渴。舌淡红，苔薄白或腻，脉浮紧、迟或濡缓。

**治则** 疏风散寒，辛温解表，调和营卫。

**操作要点** 闪罐法，穴位取神阙穴、脾俞、肾俞穴，具体操作方法同上。

**疗程** 闪罐法1次/日，5天1个疗程。可酌情配合背部膀胱经火疗、穴位埋线等治疗。

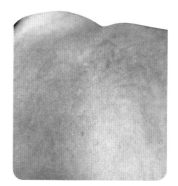

图2-2-2 风寒证

## 气血两虚证 （图2-2-3）

**证候** 风团色淡红，反复发作迁延数月数年，日久不愈，劳累后复发加剧，自觉瘙痒，伴有神疲乏力、失眠多梦。舌质胖淡，苔薄，脉濡细。

**治则** 养血益气，调补气血，疏风止痒。

**操作要点** 坐罐法，取神阙穴，选用口径适当的罐，施术者右手持夹有95%的酒精棉球的止血钳，点燃后在左手持的玻璃罐内绕1～3圈再抽出，并迅速将玻璃罐扣在神阙穴上，留罐10分钟，然后将罐起下。

也可选用背俞穴坐罐，嘱患者取俯卧位，在背部膀胱经取双膈俞、双肝俞、双脾俞、双肾俞，施术者右手持夹有95%的酒精棉球的止血钳，点燃后在左手持的玻璃罐内绕1～3圈再抽出，并迅速将玻璃罐扣在膀胱经的腧穴上，留罐3～5分钟，然后将罐起下。

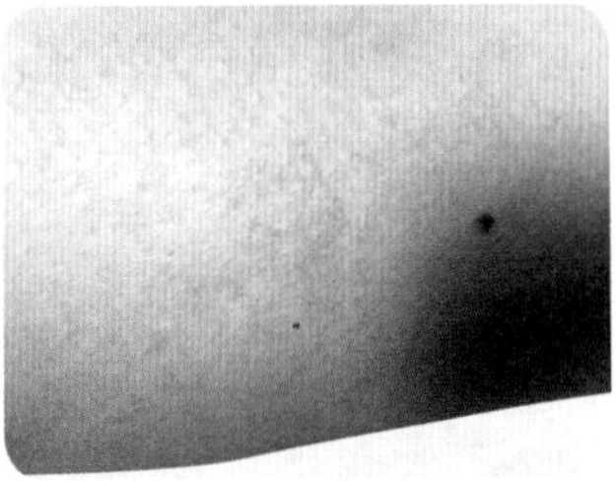

图2-2-3 气血两虚证

**疗程** 走罐法1次/日，5～7次1个疗程。可酌情配合穴位埋线等治疗。

## 胃肠实热证 （图2-2-4）

**证候** 风团发生时伴有恶心、呕吐、脘腹疼痛、腹胀、腹泻或大便燥结、神疲纳呆。舌质红，苔黄腻，脉滑数。有时可有肠道寄生虫。

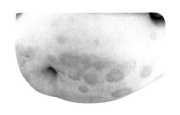

图2-2-4　胃肠实热证

 **治则**　疏风解表，通腑泻热，除湿止痒。

**操作要点**　可选用刺络拔罐法，患者俯卧位，穴位取胃俞、大肠俞穴，瘀滞重时可选取双肝俞，热象重时选取大椎、双委中，具体操作方法同上。

**疗程**　刺络拔罐法1次/隔日，2～3次1个疗程。

## 冲任不调 （图2-2-5）

**证候**　风团色暗，时轻时重，多在月经前数天出现，随月经干净而缓解，风团出现与月经周期有关。可伴有经期腹痛，月经不调，面色晦暗。舌色暗或有瘀斑，脉细涩。

**治则**　调摄冲任，养血祛风。

 **操作要点**　可选用坐罐法，嘱患者取俯卧位，在背部膀胱经取相应腧穴双膈俞、双肝俞、双脾俞、双肾俞，施术者右手持夹有95%的酒精棉球的止血钳，点燃后在玻璃罐内绕

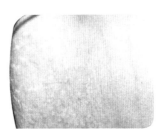

图2-2-5　冲任不调证

1~3圈再抽出，并迅速将玻璃罐扣在腧穴上，留罐5~10分钟，然后将罐起下。

也可选用刺络拔罐法。患者取俯卧位，取穴大椎、双侧肝俞，具体操作方法同上。

 坐罐法1次/隔日，5次1个疗程。刺络拔罐法1次/隔日，2~3次1个疗程。

## 五、按语

瘾疹是一种皮肤出现红色或苍白色风团，时隐时现的瘙痒性、过敏性皮肤病，相当于西医学的荨麻疹。临床特点为皮肤上出现瘙痒性风团，发无定处，骤起骤退，退后不留痕迹。

《诸病源候论·风瘙身体瘾疹候》曰："邪气客于皮肤，复逢风寒相折，则起风瘙瘾疹。"《医宗金鉴·外科心法》曰："此证俗名鬼饭疙瘩。有汗出受风，或露外乘凉风邪多中表虚之人。起初皮肤作痒，次发扁疙瘩，形如豆瓣，堆累成片。"本病初病在气，久病在血，《素问·评热病论》曰："邪之所凑，其气必虚。"风为阳邪，其性轻扬开泄，善行数变。荨麻疹发病特点中的此起彼伏，周身瘙痒也正符合风邪的特点。"治风先治血，血行风自灭"，风寒、风热等证的治疗，可选择走罐法、刺络拔罐等方法，走罐法疏通五脏六腑之经气，致风邪去而营卫得和。刺络拔罐能祛瘀通络，给邪气以出路，使邪气随血而出。久病气虚者，兼以补益气血为法。神阙为任脉之要穴，任脉为阴脉之海，循行于胸腹正中，上连心脏，中经脾胃，下通肝肾，与督脉一源三歧，背俞穴选用肺俞、膈俞、肝俞、脾俞和肾俞，肺俞祛风补虚、调补肺气；肝藏血，肝俞可疏理气机以调血；膈俞为血会，有活血祛瘀之效；脾俞健运脾胃、化生气血以调理后天；肾俞益养气血、滋养先天。神阙穴拔罐可疏通经络，促进气血运行，调节人体阴阳与脏腑功能。

## 六、注意事项

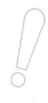

- 拔罐时要选择适当体位和肌肉丰满的部位，若体位不当、移动，骨骼凹凸不平，毛发较多的部位，火罐容易脱落，均不适用。

- 拔罐时要根据所拔部位的面积大小而选择大小适宜的罐。操作时必须动作迅速，才能吸附有力。

- 皮肤有溃疡、水肿及心脏、大血管分布部位，不宜拔罐。高热抽搐者，以及孕妇的腹部、腰骶部位，亦不宜拔罐。

- 取穴处24小时内不沾水，以防皮肤感染；曾出现晕针、晕血、大量失血的患者禁用。

- 闪罐时注意罐口温度，避免烫伤患者皮肤。

- 罐口周围出现红肿瘙痒，观察罐口周围，出现风团时应立即取罐；就诊时有胸闷气憋，恶心呕吐等不适的患者暂不行拔罐治疗。

## 第三节　四弯风（特应性皮炎）

### 一、定义

> 四弯风是指发生于四肢弯曲处的瘙痒性皮肤病。以多形性皮损，反复发作，时轻时重，自觉剧烈瘙痒为特征。中医根据皮损形态不同又有"奶癣""浸淫疮""血风疮"之称。本病相当于西医的特应性皮炎，又称异位性皮炎或先天过敏性湿疹。

### 二、病因病机

由于先天不足，禀性不耐，脾失健运，湿热内生，复感风湿热邪，蕴聚肌肤而成；或反复发作，病久不愈，耗伤阴液，营血不足，血虚风燥，肌肤失养所致。久病常累及于肾，故在病程中可出现脾肾亏损的证候。

### 三、诊断要点

**1**

个人或家庭中有遗传过敏史（如哮喘、过敏性鼻炎、遗传过敏性皮炎）。

**2**

婴儿和儿童期皮损多见于面部及四肢伸侧或肘及腘窝，为红斑、丘疹及渗出等多形性损害。

**③**

青年和成人的皮损常为肢体伸侧或屈侧的苔藓样的皮损。瘙痒剧烈，呈慢性复发性过程。

**④**

血嗜酸性粒细胞计数升高，血清中IgE增高可做为辅助诊断。

## 四、拔罐治疗

拔罐治疗前准备：依据皮损部位，嘱患者取坐位或卧位，充分暴露施治部位，治疗以皮损或经络为单位，局部行常规消毒，治疗手法以辨证分型为依据。

### 心脾积热证 （图2-3-1）

**证候** 脸部红斑、丘疹、脱屑或头皮黄色痂皮，伴糜烂渗液，有时蔓延到躯干和四肢，哭闹不安，可伴有大便干结，小便短赤。指纹呈紫色达气关或脉数。本型常见于婴儿期。

**治则** 清心导赤。

**操作要点** 选用刺络拔罐法。穴位取大椎、肺俞、膈俞、心俞等穴位或局部皮损处，交替选择，施术者先将局部皮肤用碘伏棉

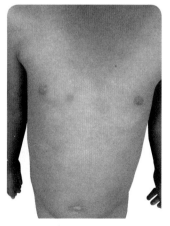

图2-3-1　心脾积热证

签由内向外环形消毒皮肤（直径5cm）后，用火针、三棱针或四号半一次性注射器针头快速点刺穴位后，手法宜轻、宜浅、宜快，使之微见出血为度。而后施术者右手持夹有95%的酒精棉球止血钳，左手持大小适合的玻璃罐，将点燃的酒精棉球迅速在玻璃罐内绕1～3圈再抽出，迅速拔在腧穴上，留罐5～10分钟，（拔罐时间可根据出血量适当增减），取下火罐，起罐后用消毒棉球擦净血污，用碘伏在皮损处消毒以防感染。

坐罐法，穴位取背俞穴，肺俞、膈俞、心俞、脾俞，选用口径适当的罐，施术者右手持夹有95%的酒精棉球的止血钳，点燃后在左手持的玻璃罐内绕1～3圈再抽出，并迅速将玻璃罐扣在膀胱经的腧穴上，留罐10～15分钟，然后将罐起下。

**疗程** 刺络拔罐法1次/隔日，2～3次1个疗程，坐罐法1次/日，5～7次1个疗程。

可配合中药渍溃，少商穴、耳尖穴放血等治疗。

## 心火脾虚证 （图2-3-2）

**证候** 面部、颈部、肘窝、腘窝或躯干等部位反复发作的红斑、水肿，或丘疱疹、水疱，或有渗液，瘙痒明显，烦躁不安，眠差，纳呆，舌尖红，脉偏数。本型常见于儿童反复发作的急性期。

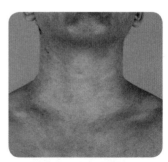

图2-3-2 心火脾虚证

**治则**　清心培土。

**操作要点**　选用闪罐法。穴位选大椎穴、心俞、脾俞和局部皮损，施术者右手持夹有95%酒精棉球的止血钳，左手持大小适合的玻璃罐，将点燃的酒精棉球迅速探入罐底绕1～3圈后将罐拔在穴位上，将罐拔住后，立即取下，再迅速拔住，如此反复多次的拔上起下，直至皮肤潮红为度。

**疗程**　闪罐法1次/日，3～5天为1个疗程。
可酌情配合中药溻渍，中药熏洗等治疗方法。

## 脾虚湿蕴证　（图2-3-3）

**证候**　四肢或其他部位散在的丘疹、丘疱疹、水疱，倦怠乏力，食欲不振，大便溏稀，舌质淡，苔白腻，脉缓或指纹色淡。本型常见于婴儿和儿童反复发作的稳定期。

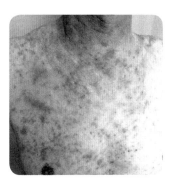

图2-3-3　脾虚湿蕴证

**治则**　健脾渗湿。

**操作要点**　选用坐罐法。穴位选肺俞、膈俞、脾俞、肾俞等穴，具体操作方法同上。
亦可选用闪罐法。穴位取神阙穴，具体操作方法同上。根据体质辨证调整闪罐力度及时间。

**疗程**　坐罐法1次/日，5～7天为1个疗程；闪罐法1次/日，3～5天为1个疗程。

可配合中药熏洗治疗、穴位埋线等治疗。

## 血虚风燥证 （图2-3-4）

**证候**　皮肤干燥，肘窝、腘窝常见苔藓样变，躯干、四肢可见结节性痒疹，继发抓痕，瘙痒剧烈，面色苍白，形体偏瘦，眠差，大便偏干，舌质偏淡，脉弦细。本型常见于青少年和成人期反复发作的稳定期。

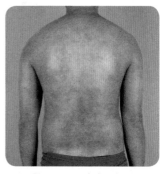

图2-3-4　血虚风燥证

**治则**　养血祛风。

**操作要点**　选用坐罐法。穴位选取肺俞、脾俞、肾俞、血海。选用口径适当的罐，施术者右手持夹有95%的酒精棉球的止血钳，点燃后在左手持的玻璃罐内绕1～3圈再抽出，并迅速将玻璃罐扣在膀胱经的腧穴上，留罐10～15分钟，然后将罐起下。

亦可选用走罐疗法。局部皮损处常规消毒后涂医用凡士林，根据皮损大小选择适当口径火罐，将95%酒精棉球点燃后，将罐内空气燃尽，迅速将罐体拔在皮损部位，以手握住罐底，并快速向皮损远心端方向拉动罐体，速度10～15cm/s，每次拉动方向一致（腰腹部可沿带脉方向），拉动至正常皮肤后借助腕力将罐体与皮肤分离，其后再次将罐内空气燃尽吸附于皮损表面拉动罐体，依此法重复作用于皮损处30次，每5～10次更换罐体，间歇时间不超过10秒，吸附力以罐内皮肤凸起约3～4mm，至皮肤出现潮红、深红或起丹痧为度。

 **疗程** 坐罐法1次/日，5～7天为1个疗程，走罐法，1次/日，5～7次1个疗程。

可配合穴位埋线、针灸、中药熏洗等治疗方法。

## 五、按语

特应性皮炎又名特应性湿疹、异位性皮炎或遗传过敏性皮炎，是一种慢性、复发性、炎症性皮肤病。多于婴幼儿时期发病，并迁延至儿童和成人。以湿疹样皮疹，伴剧烈瘙痒，反复发作为临床特点。其病因和发病机制尚不明确，目前认为主要与遗传、环境、免疫、生物因素有关。本病属于中医学的"四弯风""胎疮"等范畴。中医学认为，本病多因禀赋不耐，又食鱼虾海鲜等腥荤动风之物；或因饮食不节，胃肠湿热；或平素体虚卫表不固复感外邪。病情易反复发作、经久不愈，瘙痒难忍，早期实、热之象为主，此期以祛邪为主，给毒邪以出路，在穴位及皮损局部刺络放血加拔火罐，拔出瘀血汁沫，可祛邪引热、毒邪外出；病程迁延，正虚邪恋，皮损粗糙肥厚、苔藓样变，见于疾病后期，瘙痒难忍者，多属气滞血瘀或气虚血瘀，重在治病求本，局部走罐以疏经通络止痒，在膀胱经、神阙穴拔罐可"祛瘀生新"，达到通络止痒、振奋阳气之效，故皮毛腠理得以濡润，瘙痒可解。拔罐疗法辨证配合特色外治，多种方法可灵活结合，可迅速的减轻患者痛苦、提高疗效、缩短病程。

## 六、注意事项

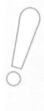

- 拔罐操作中，防止酒精滴落，烧伤皮肤；注意罐壁的完整性，防止划伤皮肤。

- 留罐时间不宜过长，避免皮肤起疱；若留罐时间过长而引起皮肤起水疱时，小水疱无勿需处理，仅敷以消毒纱布，防止摩擦即可。水疱较大时，用消毒针将疱液放出，局部清洁以防止感染。

- 应根据不同部位选用不同口径的火罐，若体位不当、移动、骨骼凹凸不平、毛发较多的部位均不适用。

- 忌用高热抽搐及凝血机制障碍患者，及皮肤过敏、溃疡、水肿、大血管处。

- 忌用于孕妇的腹部及腰骶部。

# 第四节　接触性皮炎

## 一、定义

接触性皮炎是由于接触某些外源性物质后，在皮肤黏膜接触部位发生的急性或慢性炎症反应，又称毒性皮炎。本病在中医文献中没有一个统一的病名，而是根据接触物质的不同及其引起的症状特点而有不同的名称，如因漆刺激而引起者，称为"漆疮"；因贴膏药引起者，称为"膏药风"；接触马桶引起者，称为"马桶癣"等。

## 二、病因病机

本病多由于患者禀赋不耐，皮肤腠理不密，接触某些物质（漆、药物、塑料等），使毒邪侵入皮肤，蕴郁化热，邪热与气血相搏而发病。

## 三、诊断要点

**❶** 发病前有明显接触史。

**❷** 在接触部位发生界限清楚的急性或慢性皮炎改变，皮损有潮红肿胀、水疱、糜烂、渗出等，边界清楚，形态大小与接触物一致。

**❸** 自觉瘙痒或灼热，一般无全身症状。

**❹** 斑贴试验是诊断接触性皮炎最简单可靠的方法。

## 四、拔罐治疗

拔罐治疗前准备：依据所选部位，选择适当的体位，充分暴露被操作部位。治疗以皮损或经络为单位，局部行常规消毒，治疗手法以辨证分型为依据。

### 风热蕴肤证 （图2-4-1）

**证候** 起病较急，好发于头面部，皮损色红，肿胀轻，其上为红斑或丘疹，自觉瘙痒，灼热，心烦、口干，小便微黄。舌红，苔薄白或薄黄，脉浮数。

**治则** 疏风清热止痒。

 **操作要点** 选用刺络拔罐法。穴位选取大椎穴、肺俞，施术者先将局部皮肤用碘伏棉签由内向外环形消毒皮肤（直径5cm）后，持火针或者四号半一次性注射器针头快速点刺，手法宜轻、宜

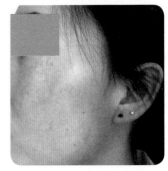

图2-4-1　风热蕴肤证

浅、宜快，使之微见出血为度，施术者右手持夹有95%的酒精棉球止血钳，左手持大小适合的玻璃罐，将点燃的酒精棉球迅速在玻璃罐内绕1~3圈再抽出，迅速拔在刺络的部位。留罐5~10分钟（拔罐时间可根据出血量适当增减），待出血量达5~10ml时，取下罐后用无菌药棉擦净局部，再用碘伏对皮损处消毒以防感染。

坐罐法：穴位选膀胱经肺俞、膈俞、肝俞、脾俞、大肠俞，选用口径适当的罐，施术者右手持夹有95%的酒精棉球的止血钳，点燃后在左手持的玻璃罐内绕1~3圈再抽出，并迅速将玻璃罐扣在膀胱经的腧穴上，留罐10~15分钟，然后将罐起下。

 **疗程** 刺络拔罐法1次/隔日，2~3次1个疗程，坐罐法1次/日，5~7次1个疗程。

可酌情配合中药溻渍、耳尖穴放血；龙骨、牡蛎等镇静安神作用的中药于神阙穴贴敷等治疗。

# 湿热毒蕴证 （图2-4-2）

 **证候** 起病急骤，皮损面积广泛，其色鲜红肿胀，上有水疱或大疱，水疱破后糜烂渗液，自觉灼热，瘙痒，伴发热、口渴，大便干，小便短黄。舌红，苔黄，脉弦滑数。

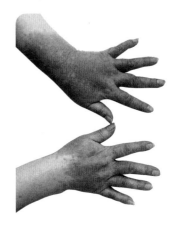

图2-4-2 湿热毒蕴证

**治则** 清热祛湿，凉血解毒。

 **操作要点** 选用走罐法后坐罐。患者取俯卧位，取背部督脉自大椎至腰阳关穴，膀胱经背俞穴，可选用口径较大的玻璃罐，罐口要平滑，先在罐口或欲拔罐部位涂一些凡士林油膏等润滑油，将95%乙醇棉球点燃后，将罐内空气燃尽，迅速将罐体罩吸附于背部，延膀胱经自上而下快速拉动罐体，速度每秒10~15cm，每次拉动方向一致，拉动至腰部后借助腕力将罐体与皮肤分离，其后再次将罐内空气燃尽吸附于皮损表面拉动罐体，依此法重复作用于膀胱经30次，每5~10次更换罐体，间歇时间不超过10秒，吸附力以罐内皮肤凸起3~4mm至皮肤出现潮红、深红或起丹痧为度。走罐后在膀胱经腧穴坐罐，留罐10~15分钟。

**疗程** 1次/天，7~10次1个疗程。
可酌情配合中药溻渍疗法，大椎穴放血、刮痧等治疗。

## 血虚风燥证 （图2-4-3）

**证候** 病程长，病情反复，皮损肥厚，干燥有鳞屑，或呈苔藓样变，瘙痒剧烈，有抓痕、结痂。舌淡红，苔薄白，脉弦细。

**治则** 养血润燥，祛风止痒。

**操作要点** 选用闪罐法。穴位取神阙穴，施术者右手持夹有95%酒精棉球的止血钳，左手持大小适合的玻璃罐，将点燃的酒精棉球迅速探入罐底绕1~3圈后将罐拔在穴位上，将罐拔住后，立即取下，再迅速拔住，如此反复多次的拔上起下，直至皮肤潮红为度。

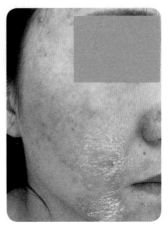
图2-4-3　血虚风燥证

**疗程** 1次/隔日，5次为1个疗程。
可配合当中药熏洗、火针、针灸等治疗。

## 五、按语

接触性皮炎，是皮肤或黏膜单次或多次接触外源性物质后，在接触部位发生的急性或慢性炎症反应。中医称"漆疮""膏药风""马桶癣"，发病率较高。《素问·皮部论》："皮者，脉之部也。"《素问·至真要大论》："菀陈则除之。"由于人体十二皮部是人体体表经脉气血灌注之处，故吸拔体表皮部腧穴具有疏通经络、畅通气血、调理脏腑、增强体质之功。急性期可选用刺络拔罐法。因大肠经与肺经相表里，故取合谷、曲池以宣泄肌肤之邪，取大椎穴退热，疏畅督脉之邪，膈俞、血海为血气会聚之处，分别擅长上下半身的血证，取之可凉血消风、活血化瘀，配合耳尖放血以加强泻火解毒之功；大椎穴是手足三阳经的交汇穴，背属阳，督脉大椎穴、膀胱经背俞穴走罐有增强疏风祛湿、和营调卫、清热凉血泻毒的作用。慢性期，皮损肥厚、干燥脱屑，神阙穴闪罐法，可振奋阳气，配合养血活血润肤中药熏洗以加强养血润燥之功。西医学认为背部是中枢神经的通道，为传递大脑、组织器官的兴奋与抑制之信息处。背部皮下隐藏着大量的免疫细胞，因缺乏刺激，使免疫细胞处于"休眠"状态。如果激活这些免疫细胞，不仅可以增强淋巴的循环，还能产生大量的吞噬细胞，从而提高人体抗病排毒的能力。接触性皮炎，根据不同的辨证分型，分别采用刺络拔罐法、走罐法、闪罐法，通过施治于患者腧穴及皮损处，以疏风清热、凉血解毒、养血润燥，此方法操作简单、疗效确切，临床值得推广。

## 六、注意事项

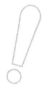

- ● 火罐时，酒精勿滴至患者皮肤，防止酒精烫伤皮肤。
- ● 注意罐口温度，避免烫伤患者皮肤。
- ● 注意罐口光滑程度，避免划伤患者皮肤，尤其走罐法操作要特别注意。
- ● 留罐时间宜太久，避免皮肤起疱。

## 第五节 粉花疮（颜面再发性皮炎）

### 一、定义

> 粉花疮是发生在面部的一种轻度红斑鳞屑性皮炎。古代文献中"桃花癣""吹花癣""面游风"等疾病的论述与本病相似。相当于西医的颜面再发性皮炎。

### 二、病因病机

素体禀赋不耐是本病发生的根本因素，患者肌肤腠理不密，外感风热，平素水湿内停，夹热不得泄，湿热内蕴，上泛肌表而发本病，或由精血亏虚，血虚生风，不能濡养面部皮肤，同时又外感风热之邪而致病。

### 三、诊断要点

**❶** 多发于20～40岁女性，春秋多发。

**❷** 初起发于眼睑周围，渐次扩展至颊部、耳前。

**❸** 皮损为轻度局限性红斑，表面有细小鳞屑。

**❹** 发病突然，自觉瘙痒。

**❺** 易反复发生，迁延难愈。

## 四、拔罐治疗

拔罐治疗前准备：依据皮损部位，嘱患者取坐位或卧位，充分暴露疱疹区及拔罐部位，治疗以皮损或经络为单位，治疗手法以辨证分型为依据。

### 血热风燥证 （图2-5-1）

**证候** 皮损色红，皮肤干燥，糠秕状鳞屑，自觉瘙痒，抓破出血。舌质红，苔薄黄或薄白，脉弦滑。

**治则** 凉血，清热，祛风。

**操作要点** 选用刺络拔罐法，患者取俯卧位，穴位取大椎、心俞、肝俞，施术者先将局部皮肤用碘伏棉签由内向外环形消毒皮肤（直径5cm）后，持火针或者四号半一次性注射器针头快速点刺，手法宜轻、宜浅、宜快，使之微见出血为度，施术者右手持夹有95%的酒精棉球止血钳，左手持大小适合的玻璃罐，将点燃的酒精棉球迅速在玻璃罐内绕1~3圈再抽出，迅速拔在刺络的部位。留罐5~10分钟（拔罐时间可根据出血量适当增减），待出血量达5~10ml时，取下

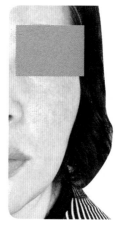

图2-5-1 血热风燥证

罐后用无菌药棉擦净局部，再用碘伏对皮损处消毒以防感染。

亦可选用膀胱经背俞穴坐罐，嘱患者取俯卧位，在背部膀胱经取双膈俞、双肝俞、双脾俞、双肾俞，选用口径适当的罐，施术者右手持夹有95%的酒精棉球的止血钳，点燃后在左手持的玻璃罐内绕1～3圈再抽出，并迅速将玻璃罐扣在膀胱经的腧穴上，留罐10～15分钟，然后将罐起下。

**疗程** 刺络拔罐法1次/隔日，2～3次1个疗程，坐罐法1次/日，5～7次1个疗程。

可酌情配合中药湿渍、耳尖穴放血等治疗。

## 肠胃湿热证 （图2-5-2）

**证候** 红斑，头面油腻，点状糜烂渗液，油腻性鳞屑，结痂，大便干，尿黄。舌红，苔黄腻，脉滑数。

**治则** 清热，利湿，通腑。

**操作要点** 可选用背俞穴坐罐，嘱患者取俯卧位，在背部膀胱经取膈俞、肝俞、脾俞、肾俞，具体操作方法同上。

可选用刺络拔罐法，穴位取大椎、曲池、委中，患者取俯卧位，具体操作方法同上。

也可选用走罐法，嘱患者俯

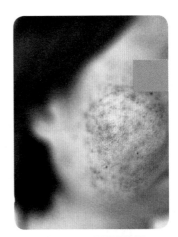

图2-5-2 肠胃湿热证

卧位，取两侧膀胱经背俞穴；可选用口径较大的玻璃罐，罐口要平滑，先在罐口或欲拔罐部位涂一些凡士林油膏等润滑油，将95%酒精棉球点燃后，将罐内空气燃尽，迅速将罐体罩吸附于背部，延膀胱经自上而下快速拉动罐体，速度每秒10～15cm，每次拉动方向一致，拉动至腰部后借助腕力将罐体与皮肤分离，其后再次将罐内空气燃尽吸附于皮损表面拉动罐体，依此法重复作用于膀胱经30次，每5次更换罐体，间歇时间不超过10秒，吸附力以罐内皮肤凸起3～4mm，至皮肤出现潮红、深红或起丹痧为度。

 坐罐法1次/日，5～7次1个疗程；刺络拔罐法1次/隔日，2～3次1个疗程；走罐法1次/日，5～7次1个疗程。
可酌情配合中药溻渍、中药涂擦、中药面膜、刮痧、耳尖放血等治疗。

## 五、按语

颜面再发性皮炎是发生在颜面部位的一种轻度红斑鳞屑性皮炎，多发于女性。其临床表现为初起于眼睑周围，渐次扩展至颊部，耳前，有时累及颜面全部，发生轻度局限性红斑、细小无浸润和苔藓化。发病突然，自觉瘙痒，容易再发，反复再发时可有色素沉着。发病季节多为春秋季。内因主要有过敏性体质、胃肠功能异常、免疫及内分泌紊乱等；外因主要与化妆品、温热、光线刺激、尘埃、花粉等过敏或刺激有关。中医辨证多属阳明气分热及血分血热生风，或外感风热，内外合邪而发作，治疗以清热凉血，祛风止痒。取大椎、肺俞等清肺经血热，祛风止痒，泻阳经实热，起到调和气血，扶正祛邪的作用。刺血拔罐疗法针对病在络脉的不同变化而直接于络脉使用刺络拔罐放血法，强迫恶血排出，治血调气。一方面能迅速达到祛除邪气的作用，另一方面通过经络之全身调节作用以及脏腑间的生克制化、表里关系的作用，使相应的脏腑功能改善。

## 六、注意事项

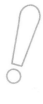

- 拔罐时要选择适当体位和肌肉丰满的部位，若体位不当、移动，骨骼凹凸不平，毛发较多的部位，火罐容易脱落，均不适用。

- 拔罐时要根据所拔部位的面积大小而选择大小适宜的罐。操作时必须动作迅速，才能使罐拔紧、吸附有力。

- 用火罐时应注意勿灼伤或烫伤皮肤。若烫伤或留罐时间太长而皮肤起水疱时，小的无需处理，仅敷以消毒纱布，防止擦破即可；水疱较大时，用消毒针将水放出，涂以烫伤油等，或用消毒纱布包敷，以防感染。

- 皮肤有溃疡、水肿及心脏、大血管分布部位，不宜拔罐。高热抽搐者，以及孕妇的腹部、腰骶部位，亦不宜拔罐。

- 取穴处24小时内不沾水，以防皮肤感染。曾出现晕针、晕血、大量失血的患者禁用。

- 走罐时注意罐口温度，避免烫伤患者皮肤，注意罐口光滑程度，避免划伤患者皮肤。

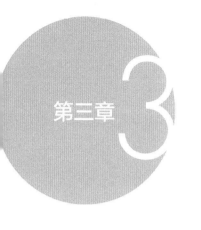

# 第三章 神经精神功能障碍性皮肤病

## 第一节 风瘙痒（皮肤瘙痒症）

### 一、定义

风瘙痒是一种无明显原发性皮肤损害而以瘙痒为主要症状的皮肤感觉异常的皮肤病。

### 二、病因病机

禀赋不耐，血热内蕴，外感之邪侵袭，则易血热生风，因而致痒；久病体弱，气血亏虚，风邪乘虚外袭，血虚易生风，肌肤失养而致本病；饮食不节，过食辛辣、油腻，或饮酒，损伤脾胃，湿热内生，化热生风，内不得疏泄，外不得透达，郁于皮肤腠理而发本病。

## 三、诊断要点

**①** 好发于老年及青壮年人，多见于冬季，少数也有夏季发作者。

**②** 主要表现为瘙痒剧烈，常呈阵发性，以夜间为著。无原发性皮肤损害，由于经常搔抓，患处皮肤常伴抓痕、血痂，也可有湿疹样变、苔藓样变及色素沉着等继发性损害。

**③** 根据发生部位可分为全身性瘙痒症和局限性瘙痒症。前者见于因皮肤干燥引起的老年性皮肤瘙痒症与季节关系明显的季节性瘙痒症；后者见于肛门瘙痒症、外阴瘙痒症等。

## 四、拔罐治疗

拔罐治疗前准备：依据皮损部位，嘱患者取坐位或卧位，充分暴露皮损区及拔罐部位，拔罐疗法在皮肤病治疗中常依据中医基础理论来辨证论治。

### 风热血热证 （图3-1-1）

 皮肤瘙痒剧烈，遇热更甚，皮肤抓破后有血痂，伴心烦，口渴，小便色黄，大便干燥。舌质红，苔薄黄，脉浮数。

 疏风清热，凉血止痒。

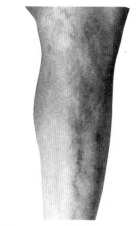

图3-1-1 风热血热证

选用刺络拔罐法。穴位取曲池、大椎、肺俞，嘱患者采取坐位或者俯卧位，充分暴露皮损部位，施术者先将局部皮肤用碘伏棉签由内向外环形消毒皮肤（直径5cm）后，持火针或者四号半一次性注射器针头快速点刺，手法宜轻、宜浅、宜快，使之微见出血为度，施术者右手持夹有95%的酒精棉球止血钳，左手持大小适合的玻璃罐，将点燃的酒精棉球迅速探入罐底，立即抽出，迅速拔在刺络的部位。留罐5～10分钟（拔罐时间可根据出血量适当增减），取下罐后用无菌药棉擦净局部，再用碘伏对皮损处消毒以防感染。

也可选用坐罐法，穴位取膀胱经上的大椎穴、风门、肺俞、心俞、肝俞穴，选用口径适当的罐，施术者右手持夹有95%的酒精棉球的止血钳，点燃后在左手持的玻璃罐内绕1～3圈再抽出，并迅速将玻璃罐扣在膀胱经的腧穴上，留罐10～15分钟，然后将罐起下。

**疗程** 刺络拔罐法1次/隔日，2～3次1个疗程，坐罐法1次/日，5～7次1个疗程。

可酌情配合中药熏洗、中药溻渍、刮痧、针灸及耳穴贴压、火针等治疗。

# 湿热内蕴证

**证候** 瘙痒不止,抓破后继发感染,或湿疹样改变;伴口干口苦,胸胁闷胀,纳谷不香,小便黄赤,大便秘结。舌质红,苔黄腻,脉滑数或弦数。

**治则** 清热利湿,解毒止痒。

**操作要点** 选用火针刺络拔罐法。施术者先持毫火针刺至易摩擦部位的皮损及瘙痒剧烈部位阿是穴,或选取曲池、膈俞、委中穴,具体操作方法同上。

可选用走罐疗法,穴位取局部瘙痒的部位或者膀胱经背俞穴,嘱患者俯卧位,可选用口径较大的玻璃罐,先在罐口或欲拔罐部位涂一些凡士林油膏等润滑油,将95%酒精棉球点燃后,将罐内空气燃尽,迅速将罐体罩吸附于背部,延膀胱经或局部皮损处自上而下快速拉动罐体,速度每秒10～15cm,每次拉动方向一致,拉动至腰部后借助腕力将罐体与皮肤分离,其后再次将罐内空气燃尽吸附于背部皮肤表面拉动罐体,依此法重复作用于膀胱经30次,每5次更换罐体,间歇时间不超过10秒,吸附力以罐内皮肤凸起3～4mm,皮肤出现潮红、深红或起丹痧为度。

**疗程** 火针刺络拔罐法1次/隔日,2～3天1个疗程;走罐法1次/日,5～7次1个疗程。

可酌情配合中药熏洗、中药溻渍、刮痧、针灸及耳穴贴压、敷脐疗法等治疗。

## 血虚肝旺证 （图3-1-2）

**证候** 一般以老年人多见，病程较久，皮肤干燥，抓破后可有少量脱屑，血痕累累，如情绪波动可引起发作或瘙痒加剧，伴头晕眼花，失眠多梦。舌红，苔薄，脉细数或弦数。

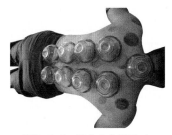

图3-1-2　风热血热证 治疗

**治则** 养血平肝，祛风止痒。

**操作** 选用走罐法。穴位取膀胱经背俞穴，嘱患者俯卧位，取两侧膀胱经背俞穴；可选用口径较大的玻璃罐，罐口要平滑，先在罐口或欲拔罐部位涂一些凡士林油膏等润滑油，将95%酒精棉球点燃后，将罐内空气燃尽，迅速将罐体罩吸附于背部，延膀胱经自上而下快速拉动罐体，速度每秒10～15cm，每次拉动方向一致，拉动至腰部后借助腕力将罐体与皮肤分离，其后再次将罐内空气燃尽吸附于皮损表面拉动罐体，依此法重复作用于膀胱经30次，每5次更换罐体，间歇时间不超过10秒，吸附力以罐内皮肤凸起3～4mm，皮肤出现潮红、深红或起丹痧为度。

选闪罐法，穴位取肝俞、脾俞、胃俞穴，施术者右手持夹有95%酒精棉球的止血钳，左手持大小适合的玻璃罐，将点燃的酒精棉球迅速探入罐底绕1～3圈后将罐拔在穴位上，将罐拔住后，立即取下，再迅速拔住，如此反复多次的拔上起下，直至皮肤潮红为度。根据体质辨证调整闪罐力度及时间。

**疗程** 走罐法1次/日，5～7次1个疗程；闪罐法1次/日，5～7次1个疗程。

可酌情配合中药熏洗、中药封包治疗、火针、穴位埋线等治疗。


## 五、按语

风瘙痒，西医称之为皮肤瘙痒症，是以一种无明显原发性皮肤损害而以瘙痒为主要症状的皮肤感觉异常的皮肤病。泛发性可泛发全身。"风瘙痒"病名最早见于隋·巢元方的《诸病源候论》："风瘙痒者，是体虚受风，风入腠理，与气血相搏，而俱往来于皮肤之间。邪气微，不能冲击为痛，故但瘙痒也。走罐疗法，可以加强疏通经络、行气活血、解毒止痒等作用。本病初起为禀赋不耐，血热内蕴，外感之邪侵袭，则易血热生风，因而致痒；久病体弱，气血亏虚，风邪乘虚外袭，血虚易生风，肌肤失养而至本病；饮食不节，过食辛辣、油腻，或饮酒，损伤脾胃，湿热内生，化热生风，内不得疏泄，外不得透达，郁于皮肤腠理而发本病。皮肤剧烈瘙痒，遇热更甚，皮肤抓破后有血痂，兼心烦、口渴等证时，属风热血热证，疾病在早期，正邪交争，多属邪盛正不虚，此期治疗重点在祛邪，刺络放血阿是穴符合《内经》"盛则泻之，宛陈则除之"的治疗原则，通过刺络放血以引邪外出，达到疏风清热，凉血止痒的效果，病在阳之阳（皮肤）者，取阳之合，故取手阳明大肠经之合穴曲池，与合谷同用，善于开泄，既可疏风解表，又能清泻阳明，配合局部留罐疗法，疏通经络以止痒。瘙痒不止，抓破后继发感染或湿疹样变，伴口干口苦，胸胁闷胀，纳食不香，小便黄赤，大便秘结，舌质红，苔黄腻，脉滑数或弦数，属湿热内蕴证，曲池可清泻阳明热邪，血海活血祛风，配合风市以祛风止痒，火针局部刺络以清热利湿，引邪外出。病程长，迁延不愈，皮肤干燥，抓破后可有少量脱屑，血痕累累，情绪波动可引起发作或瘙痒加剧，伴头晕眼花，失眠多梦等，属血虚肝旺证，可采用走罐疗法，中医认为走罐疗法的作用为扶正祛邪、开泻腠理、疏通经络、消瘀止痛、平衡阴阳、调调整气血等，其作用机制主要是将人体内邪趋于体表，拔除体内各种邪气，从而达到调动体表卫气祛邪外出，抗御防病的作用。

## 六、注意事项

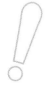

- 严重高血压、冠心病患者慎用，孕妇忌用。

- 拔罐时要根据所拔部位的面积大小而选择大小适宜的罐。操作时必须动作迅速，才能吸附有力。

- 用火罐时应注意勿灼伤或烫伤皮肤。若烫伤或留罐时间太长而皮肤起水疱时，小的无需处理，仅敷以消毒纱布，防止擦破即可；水疱较大时，用消毒针将水放出，涂以烫伤油等，或用消毒纱布包敷，以防感染。

- 曾出现晕针、晕血、大量失血的患者禁用。

- 走罐时注意罐口温度，避免烫伤患者皮肤，注意罐口光滑程度，避免划伤患者皮肤。

## 第二节　摄领疮（神经性皮炎）

### 一、定义

摄领疮是一种常见的以阵发性剧痒和皮肤苔藓样变为特征的慢性炎症性皮肤神经功能障碍性皮肤病。本病相当于西医学的慢性单纯性苔藓，又名神经性皮炎。

### 二、病因病机

初起为风湿热之邪阻滞肌肤或硬领等外来机械刺激所引起；病久耗伤阴液，营血不足，血虚生风生燥，皮肤失去濡养而成。肝火郁滞，情志不遂，郁闷不舒，或紧张劳累，心火上炎，以致气血运行失职，凝滞肌肤，成为诱发的重要因素，且致病情反复。

### 三、诊断要点

❶ 本病多发于中青年人，老人及儿童少见。

❷ 好发于颈项、上眼睑处，也常发生于腕部、肘窝、股、腰骶部、踝部、女性阴部、阴囊和肛周等部位，多局限于一处或两侧对称分布。

③ 常先有局部瘙痒，经不断搔抓或摩擦后出现粟粒大小成簇的圆形或多角形扁平丘疹，呈皮色或淡褐色。皮损逐渐融合成苔藓样斑片，边界清楚。皮损周围可见散在扁平丘疹。自觉阵发性瘙痒，常于局部刺激、精神烦躁时加剧，夜间明显；皮损及其周围常见抓痕或血痂。

④ 本病病程慢性，常年不愈或反复发作。

## 四、拔罐治疗

拔罐治疗前准备：依据皮损部位，嘱患者取坐位或卧位，充分暴露皮损区及拔罐部位，拔罐疗法在皮肤病治疗中常依据中医基础理论来辨证论治。

## 肝郁化火证

**证候** 皮疹色红，伴心烦易怒，失眠多梦，眩晕，心悸，口苦咽干。舌边尖红，脉弦数。

**治则** 疏肝理气，泻火止痒。

**操作要点** 选用刺络拔罐法。穴位取心俞、肝俞、阳陵泉穴，嘱患者采取坐位或者俯卧位，充分暴露皮损部位，患者取俯卧位，施术者先将局部皮肤用碘伏棉签由内向外环形消毒皮肤（直径5cm）后，用三棱针或四号半一次性注射器针头快速点刺穴位后，手法宜轻、宜浅、宜快，使之微见出血为度。而后施术者右手持夹有95%酒精棉球的止血钳，左手持大小适合的玻璃罐，将点燃的酒精棉球迅速在玻璃罐内绕1～3圈再抽出，迅速拔在刺络部位上，留罐5～10分钟，（拔罐时间可根据出血量适当增减），待拔出血量达到5～10ml时，取下火罐，起罐后用消毒棉球擦净血污。

亦可选坐罐法，穴位取膀胱经肺俞、心俞、膈俞、肝俞、脾俞穴，选用口径适当的罐，施术者右手持夹有95%的酒精棉球的止血钳，点燃后在左手持的玻璃罐内绕1～3圈再抽出，并迅速将玻璃罐扣在膀胱经的俞穴上，留罐10～15分钟，然后将罐起下。（图3-2-1）

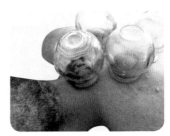

图3-2-1 肝郁化火证 治疗

**疗程** 刺络拔罐法1次/隔日，2～3次1个疗程，坐罐法1次/日，5～7次1个疗程。

可酌情配合中药熏洗、中药湿渍、刮痧、火针、针灸及耳穴贴压等治疗。

## 风湿蕴肤证 （图3-2-2）

**证候** 皮疹呈淡褐色片状，粗糙肥厚，剧痒时作，夜间尤甚。舌淡红，苔薄白或白腻，脉濡缓。

**治则** 祛风除湿，清热止痒。

**操作要点** 选用火针刺络拔罐法。施术者先持毫火针刺至皮损部或阿是穴，施术者右手持夹有95%的酒精棉球止血钳，左手持大小适合的玻璃罐，将点燃的酒精棉球迅速在玻璃罐内绕1～3圈再抽出，迅速拔在大椎穴上，留罐5～10分钟（拔罐时间可根据出血量适当增减），待拔出血量达到5～10ml时，取下火罐，起罐后用消毒棉球擦净血污，再用碘伏对皮损处消毒以防感染。

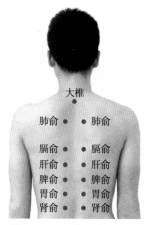

图3-2-2　肝郁化火证 选穴

亦可选走罐法，选局部肥厚的皮损或膀胱经背俞穴，嘱患者俯卧位，取两侧膀胱经背俞穴。可选用口径较大的玻璃罐，罐口要平滑，先在罐口或欲拔罐部位涂一些凡士林油膏等润滑油，将95%酒精棉球点燃后，将罐内空气燃尽，迅速将罐体罩吸附于背部，延膀胱经自上而下快速拉动罐体，速度每秒10～15cm，每次拉动方向一致，拉动至腰部后借助腕力将罐体与皮肤分离，其后再次将罐内空气燃尽吸附于皮损表面拉动罐体，依此法重复作用于膀胱经30次，每5～10次更换罐体，间歇时间不超过10秒，吸附力以罐内皮肤凸起3～4mm至皮肤出现潮红、深红或起丹痧为度。

**疗程**　火针刺络拔罐法1次/3～5日，1～2次1个疗程；走罐法1次/日，5～7天1个疗程。

可配合中药熏洗疗法、中药涂擦疗法、耳尖及大椎放血、针灸及刮痧等治疗。

# 血虚风燥证

**证候** 皮损色淡或灰白，状如枯木，肥厚粗糙似牛皮，心悸怔仲，失眠健忘，女子月经不调。舌淡，苔薄，脉沉细。

**治则** 养血润燥，息风止痒。

**操作要点** 选用走罐法。选局部肥厚的皮损或膀胱经背俞穴，具体操作方法同上。

可酌情配合中药蒸汽浴、中药封包疗法、艾灸疗法、中药熏药等疗法。

**疗程** 1次/日，5～7天1个疗程。

可酌情配合中药熏洗治疗、中药封包治疗、火疗、火针、艾灸等治疗。

## 五、按语

摄领疮，西医称之为神经性皮炎或慢性单纯苔藓，是以阵发性剧痒和皮肤苔藓样变为特征的慢性炎症性皮肤病。因其好发于颈部，状如牛领之皮，厚且坚而得名。《诸病源候论·摄领疮候》云："摄领疮如藓之类，生于颈上，痒痛，衣领拂着即剧，云是衣领揩所作，故名摄领疮也。"

中医外治特色疗法走罐疗法，可以加强疏通经络、行气活血、解毒止痒等作用，背部走罐可以调理全身阴阳平衡及气血运行。因背部正中的脊椎是督脉的循行线，它总督一身之阳经，有统帅、调节联络其他阳经的作用，而脊椎两侧的膀胱经又贯通全身上下，其经上的十二背俞穴是五脏六腑的经气所输注的部位，对提升人体正气起着非常重要的作用。拔罐能够疏通经络，开泄腠理，使风湿热之邪随火罐吸拔而出，同时配合刺络放血，乃"菀陈则除之"之意，加速了局部细胞的新陈代谢，改善了微循环障碍，增强了皮损部位的营养供应。初起为风湿热之邪阻滞肌肤或硬领等外来刺激所引起，病久耗伤阴液，营血不足，血虚风燥，皮肤失去濡养而成。肝火郁滞，情志不遂，郁闷不舒，或紧张劳累，心火上炎以致气血运行失职，凝滞肌肤，致病情反复发作。皮疹色红兼心烦易怒等证时，属肝郁化火证，疾病在早期，正邪交争，多属邪盛正不虚，此期治疗重点在祛邪，利用火针的温热之性，激发人体正气，配合局部留罐疗法整体调理，最终达到疏通经络，条达气血以止痒。皮疹呈淡褐色片状，粗糙肥厚，剧痒时作，夜间尤甚；舌淡红，苔薄白或白腻，脉濡缓，属风湿蕴肤证，曲池可清泻阳明热邪，血海活血祛风，委中与血海同用，可理血和营，膈俞为血之会穴，可活血祛风，火针局部刺络以清热利湿，引邪外出。病程长，迁延不愈，皮疹为苔藓样变者，采用走罐疗法，中医认为走罐疗法的作用为扶正祛邪、开泻腠理、疏通经络、消瘀止痛、平衡阴阳、调整气血等作用，达到调动体表卫气祛邪外出，抗御防病的作用，可酌情配合中药蒸汽浴、中药封包疗法、艾灸疗法、中药熏药疗法等疗法以疏通经络，行气活血止痒。

## 六、注意事项

- 皮损位于易摩擦部位及瘙痒顽固者，建议使用毫针配合留罐疗法施治。

- 火针治疗时，忌过深，建议刺达皮下。

- 保持皮损局部清洁，防止继发感染。

- 严重高血压、冠心病患者慎用。孕妇忌用。

- 禁用手搔抓及热水烫洗，避免硬质衣物摩擦，饮食清淡，保持情绪稳定。

## 第三节　顽湿聚结（结节性痒疹）

## 一、定义

顽湿聚结是一种以皮肤结节损害、剧烈瘙痒为特征的慢性、炎症性、瘙痒性皮肤病。以皮肤结节损害，剧烈瘙痒为特征。古代文献亦称之为"马疥"。本病相当于西医的结节性痒疹。

## 二、病因病机

本病多因体内蕴湿，兼感外邪风毒，或昆虫叮咬，毒汁内侵，湿邪内毒凝聚。经络阻隔，气血凝滞，形成结节而作痒。少数或因忧思郁怒，七情所伤，冲任不调，营血不足，脉络瘀阻，肌肤失养所致。

## 三、诊断要点

**①** 多见于中老年，又以妇女多见。

**②** 好发于四肢伸侧，且小腿伸侧最为常见。

**③** 典型皮损为疣状结节性损害，周围皮肤有色素沉着或增厚，成苔藓样变。且结节一般不相融合，孤立存在。

**④** 自觉剧烈瘙痒，夜间及精神紧张尤甚。

**⑤** 可伴有昆虫叮咬史。

## 四、拔罐治疗

拔罐法治疗前准备：依据皮损部位，嘱患者取坐位或卧位，充分暴露皮损区及拔罐部位，拔罐疗法在皮肤病治疗中常依据中医基础理论来辨证论治。

## 湿热风毒证 （图3-3-1）

**证候** 皮疹呈半球形隆起，色红或灰褐，散在孤立，触之坚实，剧痒时作，舌质红。舌苔白，脉滑。

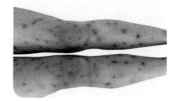

图3-3-1 湿热风毒证

**治则** 除湿解毒、疏风止痒。

**操作要点** 刺络拔罐法。穴位取脾俞、胃俞穴，嘱患者采取坐位或者俯卧位，充分暴露皮损部位，患者取俯卧位，充分暴露皮损部位，施术者先将局部皮肤用碘伏棉签由内向外环形消毒皮肤（直径5cm）后，持火针或者四号半一次性注射器针头快速点刺，手法宜轻、宜浅、宜快，使之微见出血为度，施术者右手持夹有95%的酒精棉球的止血钳，左手持大小适合的玻璃罐，将点燃的酒精棉球迅速探入罐底，立即抽出，迅速拔在刺络的部位。留罐5～10分钟（拔罐时间可根据出血量适当增减），取下罐后用无菌药棉擦净局部，再用碘伏对皮损处消毒以防感染。

**疗程** 刺络拔罐法1次/隔日，2～3次1个疗程。
可酌情配合中药熏洗治疗、火针、耳尖及大椎放血、中药敷脐等治疗。

## 血瘀风燥证 （图3-3-2）

**证候** 结节坚硬，表面粗糙，色紫红或紫褐，皮肤肥厚干燥，阵发性瘙痒。舌紫暗，苔薄，脉涩。

活血化瘀，软坚散结。

 坐罐法，穴位取膀胱经风门、肺俞、肝俞、脾俞、肾俞穴，选用口径适当的罐，施术者右手持夹有95%的酒精棉球的止血钳，点燃后在左手持的玻

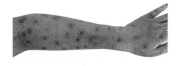

图3-3-2　血瘀风燥证

璃罐内绕1~3圈再抽出，并迅速将玻璃罐扣在膀胱经的腧穴上，留罐10~15分钟，然后将罐起下。

亦可选择走罐法，选四肢、局部肥厚的皮损或膀胱经背俞穴，嘱患者俯卧位，取两侧膀胱经背俞穴。可选用口径较大的玻璃罐，罐口要平滑，先在罐口或欲拔罐部位涂一些凡士林油膏等润滑油，将95%酒精棉球点燃后，将罐内空气燃尽，迅速将罐体罩吸附于背部，延膀胱经自上而下快速拉动罐体，速度每秒10~15cm，每次拉动方向一致，拉动至腰部后借助腕力将罐体与皮肤分离，其后再次将罐内空气燃尽吸附于皮损表面拉动罐体，依此法重复作用于膀胱经30次，每5~10次更换罐体，间歇时间不超过10秒，吸附力以罐内皮肤凸起3~4mm皮肤出现潮红、深红或起丹痧为度。

坐罐法1次/日，5~7天1个疗程；走罐法1次/日，5~7天1个疗程。

可酌情配合中药熏洗、中药蒸汽浴、中药涂擦疗法、中药封包治疗、火针、火疗、针灸及刮痧等治疗。

## 五、按语

结节性痒疹是一种具有疣状结节性损害的慢性瘙痒性皮肤病。其主要特点是瘙痒剧烈，结节坚硬难消。瘀阻于皮下固定不移，形成结节，难以及时消散。属于中医"马疥""粟疮"的范畴，如《诸病源候论》中："马疥者，皮肉隐嶙起，作根，搔之不知痛。"《医宗金鉴》中："粟疮……风邪乘皮起粟形，风为火化能作痒。"中医对结节性痒疹的治疗注重内外兼治、防治并重。早期医家认为"风胜则痒"，治疗多以祛风止痒为主。随着不断深入对该病的认识，各医家论治着眼于整体，思考引起"风动"的根本，从调理五脏气血入手确立了清热、利湿、养血活血等治法。

罐法是其外治特色疗法。背俞穴属于足太阳膀胱经，选取膈俞可宽胸散结、理血化瘀、调气补虚；选取肺俞养阴清热、调理肺气，有运化升清功能；选取肝俞、胆俞，既可以舒肝利胆、又可理气解郁、调和脾胃；选取脾俞、胃俞，则益气健脾、化湿和胃。对于湿热风毒证的患者，皮疹色红，瘙痒剧烈，通过刺络放血拔罐法即可除湿解毒，又可疏风止痒，最终使皮疹消退，瘙痒缓解。对于血瘀风燥证的患者，"久病必瘀"，以实证为主，病程长，迁延难愈，皮损硬实，表面肥厚干燥，以留罐及走罐法达到活血化瘀、软坚散结的目的，从而祛瘀生新，皮损消退，瘙痒缓解。并可酌情配合中药外敷等直接作用于皮肤的外治疗法。

## 六、注意事项

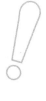

- 施罐手法要纯熟，动作要轻、快。

- 拔罐操作时注意罐口应始终向下，棉球应送入罐底，棉球经过罐口时动作要快，避免罐口反复加热以致烫伤皮肤，操作者应随时掌握罐体温度，如感觉罐体过热，可更换另一个罐继续操作。

- 皮肤外伤、溃疡处禁拔罐。

- 大出血、过饱、大汗、大渴、过饥、酒醉和过劳等禁拔罐。

- 拔罐过程中若出现脸色苍白、神昏仆倒、出冷汗和头晕目眩等症状，此为晕罐，应立刻停止拔罐，让病人平卧，饮温开水或糖水，休息片刻，多能好转。

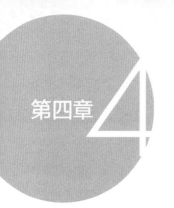

# 第四章 4 红斑鳞屑性皮肤病

## 第一节 白疕（银屑病）

### 一、定义

白疕是一种以红斑、丘疹、鳞屑为主要表现的慢性复发性炎症性皮肤病。其临床特点是在红斑基础上覆以多层银白色鳞屑，刮去鳞屑有薄膜及点状出血点。古代文献记载有"松皮癣""干癣""蛇虱""白壳疮"等病名。本病相当于西医的银屑病。

### 二、病因病机

本病总因营血亏损，血热内蕴，化燥生风，肌肤失于濡养所致。初期多为风寒或风热之邪侵袭肌肤，以致营卫失和，气血不畅，阻于肌表；或兼湿热蕴积，外不能宣泄，内不能利导，阻于肌表而发。病久多为气血耗伤，血虚风燥，肌肤失养；或因营血不足，气血循行受阻，以致瘀阻肌表而成；或禀赋不足，肝肾亏虚，冲任失调，营血亏损，而致本病。

## 三、诊断要点

**①** 红斑或丘疹上覆有厚层银白色鳞屑，抓之脱落，露出薄膜，刮之有出血点，即可诊断为寻常型银屑病。

**②** 有寻常型银屑病的皮疹，兼有密集米粒大小的脓疱，脓液培养无细菌生长，或伴有发热等全身症状，即为脓疱型银屑病。

**③** 有银屑病史或有其皮疹，伴有关节炎症状，远端小关节症状明显，但类风湿因子阴性者，可诊断为关节病型银屑病。

**④** 全身皮肤弥漫性潮红、浸润肿胀，伴有大量脱屑，可见片状正常皮肤（皮岛），表浅淋巴结肿大，血白细胞计数增高，全身症状明显者，可诊断为红皮病型银屑病。

## 四、拔罐治疗

拔罐治疗前准备：依据所选部位，嘱患者取坐位或卧位，充分暴露施治部位。治疗以皮损或经络为单位，局部行常规消毒，治疗手法以辨证分型为依据。

## 血热内蕴证 （图4-1-1）

**证候** 皮疹多呈点滴状、发展迅速，颜色鲜红，层层鳞屑，瘙痒剧烈，刮去鳞屑有点状出血，伴口干舌燥，咽喉疼痛，心烦易怒，便干溲赤。舌质红，苔薄黄，脉弦滑或数。

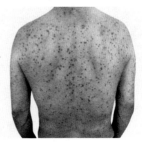

图 4-1-1　血热内蕴证

**治则** 清热凉血，解毒消斑。

**操作要点** 选用闪罐法。穴位取大椎穴、肺俞、膈俞，常规消毒后，以三棱针或四号半一次性注射器针头点刺大椎、肺俞、膈俞穴，施术者右手持夹有95%的酒精棉球的止血钳，左手持大小适合的玻璃罐，将点燃的酒精棉球迅速探入罐底绕1～3圈后将罐拔在穴位上，将罐拔住后，立即取下，再迅速拔住，如此反复多次的拔上起下，直至皮肤潮红为度。

**疗程** 闪罐法1次/日，3～5天为1个疗程。
可酌情配合中药湿渍、中药熏洗、耳尖放血等治疗。

## 血虚风燥证 （图4-1-2）

**证候** 病程较久，皮疹多呈斑片状，颜色淡红，鳞屑减少，干燥皲裂，自觉瘙痒，伴口咽干燥。舌质淡红，苔少，脉沉细。

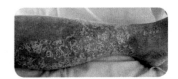

图 4-1-2　血虚风燥证

**治则** 养血滋阴，润肤息风。

**操作
要点** 可选用走罐法。腰背部、大腿部皮肤损肥厚处。可选用口径
较大的玻璃罐，罐口要平滑，现在罐口或欲拔罐的部位图凡
士林油膏等润滑油，或在皮损涂搽软膏，将95%的酒精棉球
点燃后将罐内空气燃尽，迅速将罐体吸附于皮肤表面，并迅
速向皮损远心端拉动罐体，速度每秒10～15cm，每次拉动方
向一致（腰腹部可沿带脉经络方向，也可根据皮损形态拉动
罐体），拉动至正常皮肤后借助腕力将罐体与皮肤分离，其
后再次讲罐内空气燃尽吸附皮
损表面拉动罐体，依此法重复
作用于皮损处30次，每5～10
次更换罐体，间隙时间不超过
10秒，吸附力以罐内皮肤凸出
3～4mm为度。（图4-1-3）

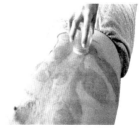

图 4-1-3　血虚风燥证 治疗

还可以选择刺络拔罐法，根据患者皮疹位置选择合适体位，
充分暴露皮疹部分，局部碘伏严格消毒后，以三棱针或者四
号半一次性注射器针头点刺皮损处，施术者右手持夹有95%
的酒精棉球的止血钳，左右持大小合适的玻璃罐，将点燃的
酒精迅速探入罐底，立即抽出，迅速拔在刺络的部位。留罐
3～5分钟（拔罐时间可根据出血量适当增减，以血凝为度），
取下罐后再用无菌纱布清洁罐处皮肤，并在此消毒局部皮肤。

**疗程** 走罐法1次/日，5～7次1个疗程；刺络拔罐法1次/隔日，
2～3次1个疗程。
可配合中药熏洗、中药蒸汽浴、中药封包、火疗等治疗。

# 气滞血瘀证 （图4-1-4）

**证候** 皮损反复不愈，皮疹多呈斑块状，鳞屑较厚，颜色暗红；舌质紫暗有瘀点、瘀斑，脉涩或细缓。

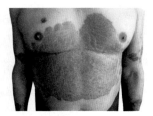

图4-1-4 气滞血瘀证

**治则** 行气活血，通经活络，祛瘀生新。

**操作要点** 选用坐罐法。穴位取膀胱经风门、肺俞、心俞、脾俞、肾俞穴，选用口径适当的罐，施术者右手持夹有95%的酒精棉球的止血钳，点燃后在左手持的玻璃罐内绕1～3圈再抽出，并迅速将玻璃罐扣在膀胱经的腧穴上，留罐10～15分钟，然后将罐起下。

皮损肥厚出可采用局部皮损走罐法，或膀胱经走罐法，操作方法同上。

也可选用刺络拔罐法，在皮损肥厚处，或经治疗皮疹无明显变化的局部阿是穴进行，具体操作方法同上。

**疗程** 坐罐法1次/日，5～7次1个疗程；走罐法1次/日，5～7次1个疗程；刺络拔罐法1次/隔日，2～3次1个疗程。

可酌情配合中药熏洗、中药熏蒸、火疗、中药涂擦治疗、中药封包治疗等治疗。

## 湿毒蕴结证 （图4-1-5）

**证候** 皮损多在腋窝、腹股沟等褶皱部位，红斑糜烂有渗出，痂屑黏后，瘙痒剧烈，或变现为掌跖红斑、脓疱、脱皮，或伴关节酸痛、肿胀、下肢沉重。舌质红，苔黄腻、脉滑。

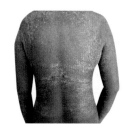

图 4-1-5　湿毒蕴结证

**治则** 清热利湿，解毒通络。

**操作要点** 选用刺络拔罐法。穴位取大椎、肺俞穴，嘱患者仰卧位，具体操作方法同上。

亦可以选择闪罐法，穴位取肺俞、脾俞、胃俞穴，具体操作方法同上。

**疗程** 刺络拔罐法1次/隔日，2～3次1个疗程；闪罐法1次/日，5～7次1个疗程

配合中药溻渍、耳尖放血等治疗。

## 风寒湿痹证 （图4-1-6）

**证候** 皮疹红斑不显，鳞屑色白而厚，抓之易脱，关节肿痛，活动受限，甚至僵硬畸形，伴形寒肢冷。舌质淡，苔白腻，脉濡滑。

**治则** 祛风除湿，散寒通络。

 **操作要点** 可选用坐罐法。穴位取膀胱经肺俞、膈俞、脾俞、心俞、气海俞、神阙等穴，具体操作方法同上。

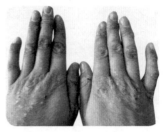

图4-1-6　风寒湿痹证

亦可选用闪罐法。穴位取肝俞、脾俞、肾俞等穴闪罐，具体操作方法同上。

亦可选择膀胱经走罐，具体操作方法同上。

**疗程** 坐罐法1次/日，5～7次1个疗程；闪罐法1次/日，5～7次1个疗程；走罐法1次/日，5次1个疗程。

可酌情配合中药热溻渍、中药蒸气浴、火疗、针灸等治疗。

## 火毒赤盛证 （图4-1-7）

**证候** 全身皮肤潮红、肿胀、大量脱屑，或有密集小脓疱，伴有局部灼热痒痛；壮热畏寒，头身疼痛，口渴欲饮，便干溲赤；舌质红绛，苔黄腻，脉弦滑数。

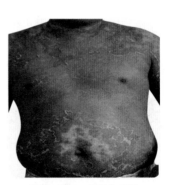

图4-1-7　火毒赤盛证

**治则** 清热泻火，凉血解毒。

 **操作要点** 可选用刺络拔罐法。穴位取大椎穴、膈俞穴，具体操作方法同上。

闪罐法，穴位取大椎穴、至阳穴、肺俞、膈俞等穴，具体操作方法同上。

刺络拔罐法1次/隔日，2~3次1个疗程。闪罐法1次/日，5~7次1个疗程。
可酌情配合中药湿渍、中药涂擦、耳尖放血、刮痧等治疗。

## 五、按语

银屑病在中医属于"白疕"范畴，本病因内有血热，外感风邪所致，病因多而病机变化复杂，初为阳，属实，久则为阴，属虚，病程长，缠绵难愈。"血分有热""脉络有瘀"均为本病的病机。拔罐走罐疗法，可加速皮损变薄，促进皮损消退，对于银屑病的治疗，疗效显著，明显缩短疗程。根据五脏背俞穴与五脏相通中医学整体理论，认为银屑病发病与五脏气血阴阳失调关系十分密切，而五脏俞刺血拔罐法有清泄血热、疏通经络、通达表里、调整五脏阴阳失衡等作用，从而建立了一种对银屑病行之有效的非药物性治疗方法。三棱针即古代"九针"中的"锋针"，是一种点刺放血的针具，用三棱针刺破患者身体上的一定穴位或浅表血络，放出少量血液治疗疾病的方法叫三棱针疗法，又称为"刺血络"，或"刺络"，或"络刺"，近代又称为"放血疗法"。这种方法是从砭石刺血法发展而来的。《内经》中对锋针的针具、刺法、适应证都有记载。

根据《内经》"血实宜决之""菀陈则除之"等治则。银屑病好发于四肢伸侧、头发、腰背等处。病性属热，根据八纲辨证表证、热证属阳原理，故取穴多以阳经穴位为主，重点取足太阳膀胱经背部腧穴，足太阳膀胱经主表，可散一身之风阳，背俞穴之经气内注脏腑。取背俞穴以增强人体调节平衡的作用。俞穴为脏腑经脉之气输注的部位，故背俞穴与脏腑有特殊联系，其能反映五脏六腑之虚实盛衰，故对背俞穴施加相应的治疗措施可调节五脏气血阴阳。拔火罐能清热解表，祛风化湿，使有形之邪由此而出。

## 六、注意事项

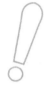

● 酒精棉球需挤压，防止酒精滴落，烧伤皮肤，注意罐壁的完整性，以免划伤皮肤。

● 刺络拔罐后为预防感染，24小时内应保持局部干燥、清洁。

● 留罐时间不宜过长，一般为10分钟为宜。

● 特殊类型银屑病病情复杂、病情较重应采取综合治疗方案，以免贻误病情。

# 第二节　风热疮（玫瑰糠疹）

## 一、定义

> 风热疮是一种斑疹色红如玫瑰、脱屑如糠秕的急性自限性皮肤病。其特点是初发时多在躯干部先出现玫瑰红色母斑，其长轴与皮纹一致，上有糠秕样鳞屑，继则分批出现较多、形态相仿而较小的子斑。古代文献-中又称"血疳疮""风癣""母子疮"等。相当于西医的玫瑰糠疹。

## 二、病因病机

本病多因血热内蕴，复外感风邪，致风热客于肌肤，腠理闭塞，营血失和而发病；或因风热日久化燥，灼伤津液，肌肤失养而致。

## 三、诊断要点

❶ 多见于春秋两季，好发于中青年。

❷ 好发于胸背（尤其胸部两侧）、腹部、四肢近端，颜面及小腿一般不发生。

**③** 皮损大多先在躯干或四肢局部出现一个圆形或椭圆形的淡红色斑片，称为原发斑或母斑，母斑出现1~2周后，在躯干及四肢等部位迅速分批出现形态相仿、范围较小的红斑。其长轴与皮纹走行一致，中心有细微皱纹，边界清楚，边缘不整，略似锯齿状，表面附有糠秕样鳞屑，多数孤立存在。自觉痒甚，一般无全身症状。

**④** 皮损成批出现，颜色常不一致，色鲜红至褐色、褐黄色或灰褐色不等。

**⑤** 预后良好，如不治疗，一般约4~6周可自然消退，但也可迁延2~3个月，甚至更长时间才能痊愈。消退时一般先自中央部开始，由黄红色渐变为黄褐色、淡褐色而消失，边缘消退较迟。

## 四、拔罐治疗

拔罐治疗前准备：依据所选部位，嘱患者取坐位或卧位，充分暴露施治部位。治疗以皮损或经络为单位，依据中医基础理论来辨证论治。

### 风热蕴肤证 （图4-2-1）

 证候 多为急性期，疹色较红，覆有糠状鳞屑，瘙痒较重，可有新疹发生，可伴有身热恶风，心烦口渴，小便黄，大便干。舌红，苔白或薄黄，脉数或浮数。

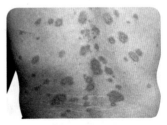

图4-2-1 风热蕴肤证

**治则** 疏风清热，解毒止痒。

 **操作要点** 可选用刺络拔罐法，穴位取大椎、风门穴，嘱患者采取坐位或者俯卧位，充分暴露皮损部位，患者取俯卧位，施术者先将局部皮肤用碘伏棉签由内向外环形消毒皮肤（直径5cm）后，持火针或者四号半一次性注射器针头快速点刺，手法

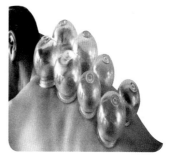

图4-2-2　风热蕴肤证　治疗

宜轻、宜浅、宜快，使之微见出血为度，施术者右手持夹有95%的酒精棉球的止血钳，左手持大小适合的玻璃罐，将点燃的酒精棉球迅速探入罐底，立即抽出，迅速拔在刺络的部位。留罐5～10分钟（拔罐时间可根据出血量适当增减），待出血量达5～10ml时，取下罐后用无菌药棉擦净局部，再用碘伏对皮损处消毒以防感染。（图4-2-2）

亦可选用坐罐法，穴位取风门、肺俞、肝俞、膈俞、心俞、血海穴，施术者右手持夹有95%的酒精棉球的止血钳，点燃后在左手持的玻璃罐内绕1～3圈再抽出，并迅速将玻璃罐扣在膀胱经的腧穴上，留罐10分钟，然后将罐起下。

**疗程** 刺络拔罐法1次/隔日一次，2～3次1个疗程；坐罐法1次/日，5～7次1个疗程。

可酌情配合中药溻渍、中药熏洗、耳尖放血等治疗。

# 风热血燥证 （图4-2-3）

**证候** 皮损范围大，疹色红或紫红，皮肤干燥，鳞屑较多，瘙痒较重，伴有抓痕。舌红或淡红，苔少，脉细数或弦数。

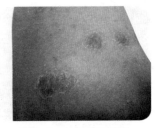

图 4-2-3　风热血燥证

**治则** 疏风凉血，养血润燥。

**操作要点** 可选用走罐法。选取背部膀胱经，选用口径较大的罐，最好用玻璃罐，罐口要平滑，先在罐口或背部涂一些中药药膏或凡士林等润滑剂，用95%的酒精棉球点燃后，将罐内空气燃尽，迅速将罐体扣在皮损部位，通过罐内的负压吸附于皮损表面，并快速向皮损远心端方向拉动罐体，速度10～15cm/秒，每次拉动方向一致，拉动至正常皮肤后借助腕力将罐体与皮肤分离，其后再次将罐内空气燃尽吸附于皮损表面拉动罐体，依此法重复作用于皮损处30次，每5～10次更换罐体，间歇时间不超过10秒，吸附力以罐内皮肤凸起约3～4mm为度。

可选用刺络拔罐法，穴位取大椎穴，具体操作方法同上。

亦可选用坐罐法，膀胱经风门、肺俞、肝俞、膈俞穴坐罐法。具体操作方法同上。

**疗程** 走罐法1次/日，5～7次1个疗程；刺络拔罐法1次/隔日，2～3次1个疗程；坐罐法1次/日，5～7次1个疗程。

可酌情配合中药溻渍、中药熏洗、火针、穴位埋线等治疗。

## 五、按语

玫瑰糠疹属中医学"风热疮""风癣""母子癣""血疳"等范畴。中医学认为本病多因血热，复感风邪，内外合邪，风热凝滞，郁于肌肤，闭塞腠理而发病，辨证属于血热内蕴，外感风邪。《医宗金鉴》："此证由风热闭塞腠理而成，形如紫疥，痛痒时作，血燥多热。"可见本病病机为血热风毒和邪蕴于肌肤而发。《灵枢·本脏》："经脉者，所以行气血营阴阳，血和则经脉流行，营复阴阳……卫气和则分肉解利，皮肤调柔，腠理致密。"治疗上采用刺络拔罐法进行施治，达到调阴阳、和气血、固营卫的目的。大椎为督脉与六阳经之交会穴，可调和阴阳，激发阳气以祛风邪，泻热邪，临床皮肤病较多运用该穴位。曲池为阳明经穴，阳明乃多气多血之经，有清热泻邪的作用：血海为脾经所生之血的聚集之处，风热毒蕴于血分，取"治风先治血，血行风自灭"之意；加上发病部位所取配穴调节，旨在行血祛风，止痒泄热，平衡阴阳。膀胱经拔罐疏风泄热解毒，配合中药溻渍，中药熏洗等治疗清热解毒。后期以养血活血为主，故可在刺络放血、膀胱经拔罐疏风解毒的基础上配合中药外洗、中药溻渍以养血活血润肤止痒。

## 六、注意事项

 ● 操作中防止损伤皮肤，用闪火法拔罐时应将酒精棉球挤一下，防止酒精滴落烧伤皮肤；注意罐壁的完整性，防止划伤皮肤。

- 留罐时间不宜过长，避免皮肤起疱；若烫伤或留罐时间太长而皮肤起水疱时，小疱无需处理，仅敷以消毒纱布防止擦破即可。水疱较大时，用消毒针将疱液放出，用消毒纱布包覆，以防感染。

- 体型瘦弱者注意防止损伤棘突上的皮肤。

- 忌用于孕妇的腹部及腰骶部。

## 第三节　狐尿刺（毛发红糠疹）

### 一、定义

狐尿刺是一种病因不明、以局限性毛囊角化、掌跖角皮病和红皮病为特征的慢性鳞屑性角化性皮肤病。古代文献称之为"狐尿刺""狐狸刺"。本病相当西医的毛发红糠疹。

### 二、病因病机

本病多因气血不和，邪恋肌肤；或脾胃虚弱，中气不足，复感外邪，致使精微不化，气血生化失职，肌肤失养；或因胎中遗传；或由气血燔灼，毒热炽盛而致。

## 三、诊断要点

**❶** 损害为角质毛囊丘疹，呈圆锥形，淡红至暗红色，质硬，中有毛发，触之似棘刺，密集，融合成大小片，基底发红。在片状损害外围可见散在毛囊性丘疹。

**❷** 头皮、面部常伴有脂溢性皮炎表现，掌、跖伴角化过度和增厚；严重者皮损可波及全身，形成剥脱性红皮病；指甲也往往浑浊、增厚，表面高低不平。

**❸** 皮损好发于手指和肘、膝伸侧，其次为躯干和四肢伸侧。指节背面毛囊性丘疹，颇具特征性。

**❹** 组织病理显示毛囊部位角化过度、片状角化不全、中度棘层肥厚及基底层液化变性，真皮上部近毛囊周围轻度慢性炎症浸润。

## 四、拔罐治疗

拔罐治疗前准备：依据所选部位，嘱患者取坐位或卧位，充分暴露施治部位。治疗以皮损或经络为单位，局部行常规消毒，治疗手法以辨证分型为依据。

### 气虚风热证 （图4-3-1）

证候 皮损为红色密集的丘疹或红斑，自上而下发展，上覆细小鳞屑，瘙痒剧烈，伴恶风、低热，周身不适。舌淡红，苔薄白，脉浮数。

**治则** 疏风清热，调和营卫。

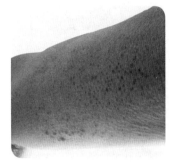

图4-3-1 气虚风热证

**操作要点** 可选用刺络拔罐法。选大椎穴，施术者先将局部皮肤用碘伏棉签由内向外环形消毒皮肤（直径5cm）后，持火针或者四号半一次性注射器针头快速点刺，手法宜轻、宜浅、宜快，使之微见出血为度，施术者右手持夹有95%的酒精棉球止血钳，左手持大小适合的玻璃罐，将点燃的酒精棉球迅速探入罐底，立即抽出，迅速拔在刺络的部位。留罐5~10分钟（拔罐时间可根据出血量适当增减），取下罐后用无菌药棉擦净局部，再用碘伏对皮损处消毒以防感染。

亦可选用闪罐法：选取背部肺俞、风门、脾俞穴。施术者右手持夹有95%的酒精棉球的止血钳，点燃后在左手持的玻璃罐内绕1~3圈再抽出，并迅速将罐子扣在应拔的腧穴上，然后又立即取下，再迅速拔住，反复多次的拔上起下，直至皮肤潮红为度，根据体质辨证调整闪罐力度和时间。

还可选用坐罐法：选取神阙穴。施术者右手持夹有95%的酒精棉球的止血钳，点燃后在左手持的玻璃罐内绕1~3圈再抽出，并迅速将玻璃罐扣在神阙穴上，留罐10分钟，然后将罐起下，可单罐也可多罐，此时手法应极速而重。

**疗程** 刺络拔罐法1次/隔日，2~3次1个疗程；闪罐法1次/日，5~7次1个疗程；坐罐法1次/日，5~7次1个疗程。
可酌情配合中药渍渍、中药熏洗、穴位埋线治疗。

## 血热风燥证 （图4-3-2）

**证候** 发病急骤，头面浸润性红斑，上覆鳞屑干细如糠，手背、指背等处密集化性丘疹，状如鸡皮，抚之刺手，基底潮红；伴瘙痒、口渴咽干，汗少或闭，心烦不宁；舌质红，苔黄，脉数。

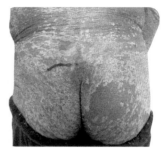

图4-3-2　血热风燥证

**治则** 清热凉血，祛风润燥。

**操作要点** 可选用走罐法。适用于较肥厚皮损。可选用口径较大的罐，最好用玻璃罐，罐口要平滑，先在罐口或欲拔罐部位涂一些中药药膏或凡士林等润滑剂，用95%酒精棉球点燃后，将罐内空气燃尽，迅速将罐体扣在皮损部位，通过罐内的负压吸附于皮损表面，并快速向皮损远心端方向拉动罐体，速度10～15cm/秒，每次拉动方向一致（腰腹部可沿带脉方向），拉动至正常皮肤后借助腕力将罐体与皮肤分离，其后再次将罐内空气燃尽吸附于皮损表面拉动罐体，依此法重复作用于皮损处30次，每5～10次更换罐体，间歇时间不超过10秒，吸附力以罐内皮肤凸起约3～4mm为度。

亦可选用大椎穴、膀胱经肺俞穴刺络拔罐法。（具体方法同上条）

**疗程** 走罐法1次/日，5～7次1个疗程；刺络拔罐法1次/隔日，2～3次1个疗程。

可酌情配合中药熏洗治疗、中药溻渍疗法、穴位埋线、火疗、刮痧等治疗。

## 血虚夹瘀证 （图4-3-3）

 **证候** 病程日久，皮损暗红干燥，融合成片，鳞屑细薄，周边有角化性丘疹，伴掌跖角化，指甲粗糙肥厚，毛发稀少，口干不欲饮。舌质暗，或有瘀点瘀斑，脉细涩。

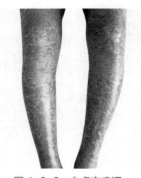

图4-3-3 血虚夹瘀证

**治则** 养血润燥，祛风化瘀。

**操作要点** 可选用局部皮损闪罐法。施术者右手持夹有95%的酒精棉球的止血钳，点燃后再左手持的玻璃罐内绕1~3圈再抽出，并迅速将罐子扣在应拔皮损部位上，然后又立即取下，再迅速拔住，反复多次的拔上起下，直至皮肤潮红为度，根据体质辨证调整闪罐力度和时间。

亦可选择穴刺络拔罐法，穴位取膈俞、脾俞、肝俞、肾俞、血海。背部膀胱经走罐法，具体操作方法同上。

**疗程** 闪罐法1次/日，5~7次1个疗程；刺络拔罐法1次/隔日，2~3次1个疗程；走罐法1次/日，5~7次1个疗程。

可酌情配合中药蒸汽浴治疗、中药封包、穴位埋线、中药涂擦治疗、火疗等治疗。

## 五、按语

毛发红糠疹是一慢性炎症性皮肤病，表现为毛囊性坚硬的尖形小丘疹，中间有黑色角栓，常密集成片，表面伴糠皮状鳞屑。类似于中医的"狐尿刺"。此病可由气虚风热、血热风燥、血虚夹瘀等多种病因造成，初期气虚风热外治方法以背部大椎穴刺络拔罐配合肺俞穴闪罐疏风解毒，神阙穴坐罐益气补中。可配合穴位埋线益气健脾扶正祛邪；而血热风燥型可服以中药凉血解毒，配合局部皮损走罐法改善干燥肥厚型皮损，此阶段可见瘙痒剧烈，皮损多见抓痕血痂，可配合中药溻渍解毒止痒；病程日久形成血虚夹瘀的证型，皮损干燥粗糙不宜消退，以穴位刺络拔罐活血通络，化瘀走罐背部活血通络促肥厚皮损消退，局部皮损处闪罐通络化瘀振奋阳气，此时可配合养血润肤草药洗浴、中药封包以软坚散结。

## 六、注意事项

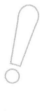

- 操作中防止损伤皮肤，用闪火法拔罐时应将酒精棉球挤干，防止酒精滴落烧伤皮肤；注意罐壁的完整性，防止划伤皮肤。

- 留罐时间不宜过长，避免皮肤起疱；若烫伤或留罐时间太长而皮肤起水疱时，小疱无需处理，仅敷以消毒纱布防止擦破即可。水疱较大时，用消毒针将疱液放出，用消毒纱布包覆，以防感染。

- 胸部走罐时，应略带上提，不宜用力往下按，以免损伤胸肋软骨。腹部走罐时同样以平推略带上提为法，防止损伤内脏。

- 皮损薄或有红皮倾向时忌用。

- 忌用于孕妇的腹部及腰骶部。

## 第四节　紫癜风（扁平苔藓）

### 一、定义

> 紫癜风是一种复发性炎症性皮肤病。其临床特点是以紫红色的多角形扁平丘疹为典型皮损，表面有蜡样光泽，常伴有黏膜损害。古代文献称发于口腔黏膜者为"口糜""口破""口蕈"等。本病相当于西医的扁平苔藓，又称扁平红苔藓。

### 二、病因病机

本病总由内因、外因致病邪气相合，气血凝滞，蕴阻皮肤、黏膜而成。可由感受风湿热之邪，搏于肌肤所致；久病血虚生风生燥，或肝肾阴虚，肌肤失于濡养而成；久病不愈，肝气郁滞，气滞血瘀，致皮损呈苔藓样斑片。

### 三、诊断要点

❶ 好发于四肢屈侧，病程慢性，易反复发作。

**2** 皮肤损害的典型皮损为紫红色、多角形扁平小丘疹。初起时为帽针或粟粒大，可逐渐增大到如扁平或蚕豆大，境界清楚，表面有蜡样薄膜，可见白色光泽小点或细浅的白色网状条纹，为特征性皮损。

**3** 黏膜损害较常见，以口腔及外阴为主，表现为树枝状或网状白色细纹，可形成糜烂及溃疡。

**4** 头皮受损可致永久性脱发。

**5** 病程慢性，可持续数月至数十年。

**6** 有不同程度的瘙痒。

## 四、拔罐治疗

拔罐治疗前准备：依据所选部位，嘱患者取坐位或卧位，充分暴露施治部位。治疗以皮损或经络为单位，局部行常规消毒，治疗手法以辨证分型为依据。

### 风湿阻络证 （图4-4-1）

**证候** 起病急，病程短，皮疹多为泛法，可为紫色扁平丘疹，瘙痒剧烈，可伴身热、口干。舌质红或暗红，苔薄黄，脉数。

**治则** 祛风利湿，活血通络。

**操作要点** 可采用坐罐法。穴位取肺俞、脾俞、大肠俞、三焦俞、神

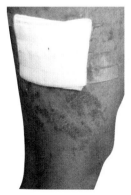

图 4-4-1　风湿阻络证

阙穴等穴，嘱患者仰卧位，施术者右手持夹有95%的酒精棉球的止血钳，点燃后在左手持的玻璃罐内绕1～3圈再抽出，并迅速将罐子扣在膀胱经腧穴上，留罐10分钟，然后将罐起下，单罐、多罐皆可应用。

也可选择闪罐法，穴位取肺俞、膈俞、脾俞等穴或者皮损肥厚及瘙痒明显处，施术者右手持夹有95%的酒精棉球的止血钳，点燃后在左手持的玻璃罐内绕1～3圈再抽出，并迅速将罐子扣在应拔的部位或腧穴上，然后又立即取下，再迅速拔住，反复多次地拔上起下，直至皮肤潮红为度，根据体质辨证调整闪罐力度及时间。

**疗程** 坐罐法和闪罐法1次/日，5～7次1个疗程。

## 阴虚内热证

**证候** 皮疹多见于黏膜部位，口腔、阴部黏膜可出现网状白色细纹、紫红色斑、糜烂，伴头晕耳鸣，五心烦热，口干咽燥，腰膝酸软等。舌质红，苔白，脉细数。

**治则** 补益肝肾，滋阴降火。

**操作要点** 选用刺络拔罐法。穴位取大椎穴、至阳穴，施术者先将局部皮肤用碘伏棉签由内向外环形消毒皮肤（直径5cm）后，持火针或者四号半一次性注射器针头快速点刺，手法宜轻，宜浅，宜快，使之微见出血为度，施术者右手持夹有95%的酒精棉球的止血钳，左手持大小适合的玻璃罐，将点燃的酒精棉球迅速探入罐底，立即抽出，迅速拔在刺络的部位。留罐

5～10分钟（拔罐时间可根据出血量适当增减），取下罐后用无菌药棉擦净局部，再用碘伏对皮损处消毒以防感染。

也可选用膀胱经背俞穴闪罐后坐罐，具体操作方法同上。

**疗程** 坐罐法和闪罐法1次/日，5～7次1个疗程；刺络拔罐法1次/隔日，2～3次1个疗程。

可酌情配合中药漱口、耳穴压豆等治疗。

## 肝郁血瘀证

**证候** 病程较长，皮疹颜色紫暗，干燥粗糙，融合成片状、环状、线状等，剧痒难忍，伴烦躁易怒或情志抑郁，胁肋胀痛，经前乳胀。舌质暗，苔薄白，脉弦细。

**治则** 疏肝解郁、活血化瘀。

**操作要点** 可选走罐法后局部坐罐。取背部、四肢皮损肥厚处，患者取可选俯卧位或侧卧位，用口径较大的罐，最好用玻璃罐，罐口要平滑，先在罐口或欲拔罐部位涂一些中药药膏或凡士林等润滑剂，用95%的酒精棉球点燃后，将罐内空气燃尽，迅速将罐体扣在皮损部位，通过罐内的负压吸附于皮损表面，并快速向皮损远心端方向拉动罐体，速度10～15cm/秒，每次拉动方向一致（腰腹部可沿带脉方向），拉动至正常皮肤后借助腕力将罐体与皮肤分离，其后再次将罐内空气燃尽吸附于皮损表面拉动罐体，依此法重复作用于皮损处30次，每5～10次更换罐体，间歇时间不超过10秒，吸附力以罐内皮肤凸起约3～4mm为度。走罐后并迅速将罐子扣在背部、四肢皮损肥厚处，留罐10分钟，然后将罐起下。

亦可选用大椎穴、膀胱经肺俞穴刺络拔罐法。具体操作方法同上。

 走罐法1次/日，5～7次1个疗程；刺络拔罐法1次/隔日，2～3次1个疗程。

可酌情配合中药熏洗、中药熏蒸、火疗、中药涂擦、针灸等治疗。

## 五、按语

扁平苔藓是一种原因不明的亚急性或慢性炎症性皮肤病，相当于中医的"紫癜风"，临床特点为多角形扁平紫红色丘疹，黏膜常受累。"紫癜风"一名首见于宋代《圣济总录》，书中记载："紫癜风之状，皮肤生紫点，搔之皮起而不痒痛是也。"本病多因饮食不节，脾失健运，湿蕴不化，兼因外感风热，以致风湿蕴聚，阻滞经络，发于皮肤；或因情志不畅，气滞血瘀，阻于肌肤而致，或因素体阴血不足，肝肾亏虚，阴虚内热，虚火上炎于口所致，中医外治特色疗法罐法，通过施治于局部皮损以及腧穴、经脉以达到祛风利湿、活血通络、疏肝解郁、补益肝肾、滋阴降火之功效，刺络拔罐具有解表发汗、泻热解毒、通经活络、消瘀去滞、调和气血、养血活血的作用，走罐疗法运用于本病的治疗为达《灵枢》："其菀陈血不结者，则而予之、菀陈则除之。"张志聪注"菀陈除之者，去脉中之蓄血也"之意，其不仅能疏通经络中壅滞的气血，去其菀陈，行气血加强通络的效果，其有拔罐的作用又兼有刮痧的效果，还可使局部皮肤毛细血管扩张，皮肤渗透力增加。

## 六、注意事项

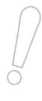

● 酒精棉球需挤压，防止酒精滴落，烧伤皮肤，注意罐壁的完整性，以免划伤皮肤。

● 刺络拔罐后为预防感染，24小时内应保持局部干燥、清洁。

● 留罐时间不宜过长，一般为10分钟为宜。

● 胸部走罐时，应略带上提，不宜用力往下压按，以免损伤胸肋软骨。腹部走罐时同样以平推略带上提为法，防止损伤内脏。

● 体型瘦弱者防止损伤棘突上的皮肤。

第五章 **皮肤附属器性皮肤病**

## 第一节 粉刺（痤疮）

### 一、定义

> 粉刺是一种颜面、胸背等处毛囊、皮脂腺的慢性炎症性皮肤病。其特征为散在颜面、胸、背等处的针头或米粒大小皮疹，如刺，可挤出白色粉渣样物，故称粉刺。古代文献又称之为"皶""痤""面疱""皶疱""肺风粉刺""酒刺"等，俗称"暗疮""青春痘"。本病相当于西医的痤疮。

### 二、病因病机

本病多因素体阳热偏盛，肺经蕴热，复感风邪，熏蒸面部而发；或过食辛辣肥甘厚味，助湿化热，湿热蕴结，上蒸颜面而致；或因脾气不足，运化失常，湿浊内停，郁久化热，热灼津液，煎炼成痰，湿热浊痰瘀滞肌肤而发。

## 三、诊断要点

**1** 常见于青年男女。

**2** 多发于颜面、上胸、背部等皮脂腺丰富的部位。

**3** 初起多为细小皮色丘疹，白头或黑头粉刺，接着出现脓疱，严重可有结节、囊肿。反复发作或挑刺后，留下凹凸不平的瘢痕及色素沉着。

**4** 一般无明显全身症状，可有轻微瘙痒或疼痛。

## 四、拔罐治疗

依据所选拔罐部位：嘱患者取坐位或卧位，充分暴露施治部位。治疗以皮损或经络为单位，局部行常规消毒，治疗手法以辨证分型为依据。

### 肺经风热证 （图5-1-1）

**证候** 丘疹色红，或有痒痛，或有脓包，伴口渴喜饮，大便秘结，小便短赤。舌质红，苔薄黄，脉弦滑。

**治则** 疏风清肺。

**操作要点** 选用刺络拔罐法，穴位选大椎穴刺络拔罐，施术者先将局部皮肤用碘伏棉签由内向外环形

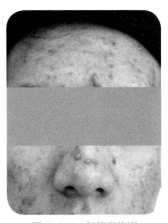

图 5-1-1 肺经风热证

消毒皮肤（直径5cm）后，持三棱针、火针或者四号半一次性注射器针头快速点刺，手法宜轻、宜浅、宜快，使之微见出血为度，施术者右手持夹有95%的酒精棉球的止血钳，左手持大小适合的玻璃罐，将点燃的酒精棉球迅速探入罐底，立即抽出，迅速拔在刺络的部位。留罐5～10分钟（拔罐时间可根据出血量适当增减），待出血量达5～10ml时，取下罐后用无菌药棉擦净局部，再用碘伏对皮损处消毒以防感染。

亦可选用坐罐法，取大椎、肺俞、胃俞、大肠俞、风门、灵台等穴。施术者右手持夹有95%的酒精棉球的止血钳，点燃后在左手持的玻璃罐内绕1～3圈再抽出，并迅速将玻璃罐拔在所选腧穴上，留罐3～5分钟，待罐口内皮肤充血，色紫红时将罐起下，手法以泻为主，极速而重。

**疗程**　刺络拔罐法1次/隔日，2～3次为1个疗程；坐罐法1次/日，5次为1个疗程。

可酌情配合中药面膜、中药湿渍、火针、耳尖放血疗法。

## 胃肠湿热证　（图5-1-2）

**证候**　颜面、胸背部皮肤油腻，皮疹红肿疼痛，或有脓包，伴口臭、便秘、溲黄。舌质红，苔黄腻，脉滑数。

**治则**　清热除湿解毒。

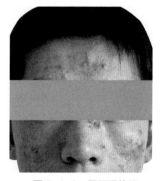

图 5-1-2　胃肠湿热证

**操作要点** 亦可选用胃俞、大肠俞穴刺络拔罐及坐罐法。具体操作同前。

**疗程** 刺络拔罐法1次/隔日，2~3次为1个疗程；坐罐法1次/日，5次为1个疗程。

可酌情配合中药面膜、火针、针灸、耳针、刮痧等治疗。

## 痰湿瘀滞证 （图5-1-3）

**证候** 皮疹颜色暗红，以结节、脓肿、囊肿、瘢痕为主，或见窦道，经久难愈，伴纳呆腹胀。舌质暗红，苔黄腻，脉弦滑。

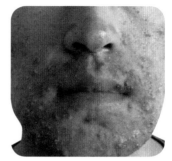

图 5-1-3　痰湿瘀滞证

**治则** 除湿化痰，活血散结。

**操作要点** 可用走罐法，选取膀胱经背俞穴，患者取俯卧位，可选用口径较大的玻璃罐，罐口要平滑，先在罐口或欲拔罐部位涂一些凡士林油膏等润滑油，将95%的酒精棉球点燃后，将罐内空气燃尽，迅速将罐体罩吸附于皮损表面，并快速延膀胱经由上向下拉动罐体，速度每秒10~15cm，每次拉动方向一致，拉动至腰部后借助腕力将罐体与皮肤分离，其后再次将罐内空气燃尽吸附于皮损表面拉动罐体，依此法重复作用于膀胱经30次，每5~10次更换罐体，间歇时间不超过10秒，吸附力以罐内皮肤凸起3~4mm为度。

面部闪罐法：取面部丘疹结节阿是穴或阳白、颧髎、四白、颊车闪罐，施术者右手持夹有95%的酒精棉球的止血钳，点燃后在左手持的玻璃罐内绕1～3圈再抽出，并迅速将罐子拔在所选腧穴上（阳白、四白、颊车、阿是穴），然后又立即取下，再迅速拔住，反复多次地拔上起下，直至皮肤潮红为度，根据体质辨证调整闪罐力度及时间。

**疗程** 走罐法：1次/隔日，7次/疗程；面部闪罐：1周治疗2次，3次/疗程。

可酌情配合中药涂擦、毫火针、中药面膜、中药溻渍、耳部放血等疗法。

## 五、按语

中医学认为本病主要与肺胃蕴热有关。《肘后备急方》："年少气充，面生胞疮。"青春期时人的生机旺盛，因先天禀赋等使肺经血热郁于肌肤，熏蒸面部而发或嗜食肥甘、辛辣之物，致使脾胃运化失常，湿热内生，蕴积肠胃，上蒸头面，遂发本病。针灸治疗痤疮疗效肯定。刺络放血法属中医独特疗法，源于《灵枢·官针》："络刺者，刺小络之血脉也。""始刺浅之，以逐邪气而来血气"，拔罐的目的是增加放血量，泻血祛热邪。《医学源流论》："凡血络有邪者，必尽去之。"大椎为督脉经穴，是督脉与手足三阳经交会穴，具有清热泻火作用，为泻热之要穴，取其刺络放血拔罐进一步加强了泻热作用。肺主皮毛，与大肠相表里，肺俞为肺之背俞穴，《类经图翼》云："主泻五脏之热。"故取其刺络放血既能清泻肺经风热，又能祛除肠内湿热；脾主肌肉，具有运化升清功能，取脾俞穴健脾化湿；胃俞为胃之背俞穴，刺络放血清泻胃热，和胃健脾。面部为手足阳明经分布区域，故取曲池、合谷、内庭等穴疏通阳明经气，清泄肺胃蕴热；阳白、颧髎、颊车、地仓疏通局部经气，调畅肌肤疏泄功能；血海清热凉血，如兼月经不调者，则加三阴交调理冲任。此外曲池、血海、三阴交等均为治疗皮肤病之有效穴组。上法合用，诸穴相配，共奏泻热解毒、凉血祛瘀、清热化湿之功，故拔罐疗法治疗痤疮能取得较满意的疗效。

## 六、注意事项

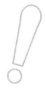

- 拔罐手法要熟练，动作要轻、快、稳、准。
- 走罐操作时注意避开局部皮肤破损部位。
- 面部穴位、瘢痕体质禁用刺络拔罐。
- 对凝血功能异常，或长期口服抗凝药物的患者禁用刺络拔罐。
- 拔罐治疗操作时保持颜面局部清洁，防止继发感染。

# 第二节　酒渣鼻（酒渣鼻）

## 一、定义

酒渣鼻是一种主要发生于鼻部的以红斑、丘疹、毛细血管扩张、鼻赘为主的慢性炎症性皮肤病，广义而言其概念范畴大致与玫瑰痤疮相同。通常好发于20~50岁的成年人，主要表现为反复发作的一过性或持久性红斑，并发有毛细血管扩张、丘疹、脓疱、鼻赘等皮损，伴或不伴局部不适，鼻赘程度男性重于女性。

## 二、病因病机

本病多由饮食不节，嗜食炙煿，肺胃积热上蒸，复遇风寒收束凝结鼻头而致；或嗜酒之人，酒气熏蒸，上蒸鼻面，湿热交阻鼻络肌肤而发；内热与外邪搏结日久，致经络阻隔，气滞血瘀，则渐至化生鼻赘而成。

## 三、诊断要点

皮损以红斑为主，间见丘疹、脓疱、毛细血管扩张，鼻赘形成，好发于鼻尖、鼻翼等部位，可伴有瘙痒、灼热等自觉症状，寒冷、进食辛辣刺激性食物、情绪激动时加重，病程漫长，逐步出现纤维化，终至鼻部肥大增生成赘，迁延数年不愈。

## 四、拔罐治疗

拔罐治疗前依据治疗取穴，嘱患者取坐位或俯卧位，充分暴露施治部位，酒渣鼻因其皮损局限，难以直接作用于患处，穴位、罐法须结合整体及局部辨证选择。

### 肺胃热盛 （图5-2-1）

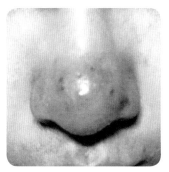

图 5-2-1 肺胃热盛证

**证候** 鼻头红斑，上有丘疹，色鲜红，灼热，压之疼痛，伴口干口渴，便秘。舌红，苔薄黄，脉弦滑。

**治则** 清泄肺胃积热。

**操作要点** 可选用坐罐法，穴位取大椎、肺俞、胃俞、大肠俞、风门、灵台等穴。施术者右手持夹有95%的酒精棉球的止血钳，点燃后在左手持的玻璃罐内绕1~3圈再抽出，并迅速将玻璃罐拔在所选腧穴上，留罐3~5分钟，待罐口内皮肤充血，色紫红时将罐起下，手法以泻为主，极速而重。

选择刺络拔罐法，穴位取大椎穴，施术者先将局部皮肤用碘伏棉签由内向外环形消毒皮肤（直径5cm）后，持三棱针、火针或者四号半一次性注射器针头快速点刺，手法宜轻、宜浅、宜快，使之微见出血为度，施术者右手持夹有95%的酒精棉球的止血钳，左手持大小适合的玻璃罐，将点燃的酒精棉球迅速探入罐底，立即抽出，迅速拔在刺络的部位。留罐5~10分钟（拔罐时间可根据出血量适当增减），待出血量达5~10ml时，取下罐后用无菌药棉擦净局部，再用碘伏对皮损处消毒以防感染。

**疗程** 坐罐法1次/日，5~7次1个疗程；刺络拔罐法，1次/隔日，2~3次1个疗程。

可配合中药渍疗法、中药面膜、耳尖放血、局部刺络放血等治疗。

## 湿热蕴结 （图5-2-2）

**证候** 鼻头及两翼红斑，黄腻垢着，上有脓疱，灼热，伴口干，排便不爽，大便黏滞。舌红，苔黄腻，脉滑数。

**治则** 清热利湿解毒。

**操作要点** 可选用膀胱经走罐，选取膀胱经背俞穴，患者取俯卧位，可选用口径较大的玻璃罐，罐口要平滑，先在罐口或欲拔罐部位涂一些凡士林油膏等润滑油，将95%乙醇棉球点燃后，将罐内空气燃尽，迅速将罐体

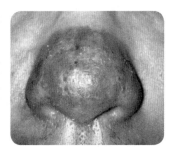

图5-2-2 湿热蕴结证

罩吸附于皮损表面，并快速延膀胱经由上向下拉动罐体，速度每秒10～15cm，每次拉动方向一致，拉动至腰部后借助腕力将罐体与皮肤分离，其后再次将罐内空气燃尽吸附于皮损表面拉动罐体，依此法重复作用于膀胱经20次，每5次更换罐体，间歇时间不超过10秒，吸附力以罐内皮肤凸起3～4mm为度。

亦可用坐罐法，患者取俯卧位，穴位取大椎、胃俞、大肠俞等穴。坐罐法操作同上，严重者可酌情延长坐罐时间，至吸拔处皮肤出水疱即可起罐，起罐后局部再次碘伏消毒，水疱处用2ml注射器针头斜刺扎破、消毒棉签自边缘向针孔碾压挤出疱液，保留疱壁。

**疗程**　走罐法1次/日，5～7次1个疗程；坐罐法1次/日，5～7次1个疗程。可配合中药溻渍、中药涂擦、大椎放血、毫火针点刺等治疗。

## 气滞血瘀 （图5-2-3）

**证候**　鼻部红斑紫暗，初起刺痛，鼻赘增生，呈结节之状，毛孔粗大。舌暗红，脉涩缓。

**治则**　活血化瘀散结。

**操作要点**　可选用刺络拔罐，取血海、膈俞、魂门、至阳等穴，以上腧穴用碘伏棉球由内向外环形消毒皮肤（直径5cm），术者以左手示指、拇指轻提并固定穴

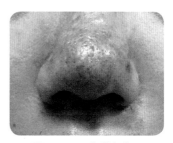

图 5-2-3　气滞血瘀证

区周围皮肤，右手持小号三棱针或四号半注射器针头对准穴位快速多次点刺放血后，右手持夹有95%的酒精棉球的止血钳，左手持大小适合的玻璃罐，将点燃的酒精棉球迅速探入罐底，立即抽出，迅速拔在刺络的部位，留罐3～5分钟（拔罐时间可根据出血量适当增减），待出血量达5～10ml时（根据患者体质及皮损严重程度适当增减），起罐后用消毒棉球擦净血污，再用碘伏对皮损处消毒以防感染。

也可采用坐罐、闪罐法，穴位取肺俞、脾俞、肝俞、委中等穴，坐罐操作方法同上。闪罐时施术者右手持夹有95%的酒精棉球的止血钳，点燃后在左手持的玻璃罐内绕1～3圈再抽出，并迅速将罐体吸附于所取腧穴上，然后立即取下，再迅速吸紧，如此每一穴位反复多次，直至穴区皮肤潮红为度，根据局部反应及病情程度调整闪罐力度及次数。

 刺络拔罐1次/隔日，2～3次为1个疗程；坐罐法1次/日，5～7次1个疗程；闪罐法1次/日，5～7次1个疗程。
可配合中药溻渍、刮痧、中药涂擦等治疗。

## 五、按语

酒渣鼻的病因病机以嗜食辛辣酒醴，生湿蕴热，熏蒸于上，灼伤阴血，经络失养，气滞血瘀，交阻于鼻面。故拔罐治法以泻实为主，兼顾脏腑气血，消肿散结。对于肺胃热盛者，于大椎等泻热之要穴坐罐，可使体内蕴积之热邪自腧穴透出，给邪以出路，邪去则阴血自复，濡养肌肤腠理。而湿热蕴结者，罐法虽难以直接运用于鼻部皮损，但施治于背部督脉及膀胱经循行部位亦可以从气血根本调节脏腑阴阳，健脾利湿，清热凉血，尤其游走罐法循经上下，使经络气血疏畅，膀胱气化得利，湿从小便而去，热自孔窍而出。病程日久，鼻部实邪壅滞阻络，瘀血凝结，单凭罐法或某一种治疗方法实难取效，须联合运用多种治疗手段，除罐法外再辅以刺络放血以通瘀活血，所选经穴中，血海穴本为脾经所生气血汇聚之处，是生血活血之要穴，配合背俞穴中之膈俞，共奏活血化瘀之功，血行流利则血络邪浊自除。若鼻赘已成难以转易，外观诉求又高，可径直选用激光、手术等现代治疗手段，取效更捷。另外，治疗后应严格忌食辛辣油腻刺激之品，戒烟禁酒，规律作息，否恐所治所施皆徒劳而已。

## 六、注意事项

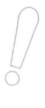

● 坐罐取罐时，一手扶罐身，一手手指按压罐口的皮肤，使空气进入罐内，火罐即可脱落，不可硬拉或拖动。

● 使用闪火法注意罐口温度避免烫伤，尤其闪罐法中单罐不宜反复使用，可两罐交替闪罐。

● 游走罐操作时注意避开背部皮肤破损部位，避免挫伤皮肤。

● 瘢痕体质禁用刺络拔罐。

● 注意刺络部位严格消毒、止血，嘱患者保持局部干燥。

● 对患有慢性贫血、凝血功能异常等基础疾病，或长期口服抗凝药物的患者禁用刺络拔罐。

## 第三节　玫瑰痤疮

### 一、定义

> 　　玫瑰痤疮是一种发生在颜面中央（鼻及鼻周）的以红斑和毛细血管扩张为主的慢性炎症性皮肤病。通常好发于20~50岁的成年人，女性多于男性，主要表现为反复发作的一过性或持久性红斑，并发有毛细血管扩张、丘疹、脓疱等皮损，伴或不伴局部不适。

### 二、病因病机

　　肺开窍于鼻，胃经起于鼻旁，本病多因饮食不节，嗜食辛辣，或酗酒无度，肺胃蕴热而上蒸颜面，发于鼻尖或两翼，复感风邪收束，瘀血凝结鼻面而致。

　　饮食不节，嗜酒炙煿，助火化热，热毒炽盛而充斥络脉，血络外现；热蕴肌肤，故感局部灼热；湿热相结酿化为脓，发为脓疱；肺胃积热不解，上冲熏蒸鼻面日久，故见毛孔扩大；复感外邪，瘀结于肌肤，致经络阻隔，气血瘀滞，故鼻部组织增生成赘。

## 三、诊断要点

本病好发于颜面中央，以鼻尖、鼻翼为主，其次为颊部、颏部、前额，常对称分布，患者面部脂溢出增多。皮损表现为红斑、毛细血管扩张和有炎症的毛囊丘疹及脓疱等。病程缓慢，可分为四种类型，但其皮损类型也可相互重叠。

**❶ 红斑毛细血管扩张型**：此型玫瑰痤疮多数首发于面颊部，少数首发于鼻部或口周。首发于面颊部患者，最初一般表现为双面颊部阵发性潮红，且情绪激动、环境温度变化或日晒等均可能明显加重潮红。在潮红反复发作数月后，可能逐步出现持续性红斑或毛细血管扩张，部分患者可出现红斑区肿胀。面颊部常常伴有不同程度的皮肤敏感症状如干燥、灼热或刺痛，少数可伴有瘙痒，极少数患者还可能伴有焦躁、忧郁、失眠等神经精神症状。首发于鼻部或口周患者，最初一般无明显阵发性潮红，而直接表现为持续性红斑，并逐步出现毛细血管扩张，随着病情发展，面颊部也可受累，但面部潮红及皮肤敏感症状相对于首发于面颊部的患者较轻。

**❷ 丘疹脓疱型**：在红斑毛细血管扩张型玫瑰痤疮的患者中，部分患者可逐步出现丘疹、脓疱，多见于面颊部；部分患者可同时出现红斑、丘疹、脓疱，多见于口周或鼻部。

**❸ 肥大增生型**：此型多见于鼻部或口周，极少数见于面颊部、前额、耳部。在红斑或毛细血管扩张的基础上，随着皮脂腺的肥大，可能逐步出现纤维化，表现为肥大增生改变的皮损（鼻部的肥大改变皮损亦称为"鼻瘤"）。

**❹ 眼型**：很少有单独的眼型，往往为以上三型的伴随症状。此型的病变多累及眼睑的睫毛毛囊及眼睑的相关腺体，包括睑板腺、皮

脂腺和汗腺，常导致睑缘炎、睑板腺功能障碍、睑板腺相关干眼和睑板腺相关角膜结膜病变，表现为眼睛异物感、光敏、视物模糊、灼热、刺痛、干燥或瘙痒的自觉症状。

除上述症状外尚有一些特殊类型酒渣鼻，如类固醇性酒渣鼻，是由于局部长期使用皮质类固醇激素，导致皮肤变薄，毛细血管扩张加重，表面镶嵌囊样、圆形、位置较深的丘疹或脓疱、硬结，皮肤呈黑红色，自觉不适和疼痛。肉芽肿性玫瑰痤疮是一种特殊性酒渣鼻，常发生在面部口周形成蝶状，玻片压诊呈黄褐色或果酱色样小结节。

## 四、拔罐治疗

拔罐治疗前依据治疗方法、取穴，嘱患者取坐位或俯卧位，充分暴露施治部位，玫瑰痤疮因其特殊性罐法一般不直接施于面部皮损，各类罐法依病情严重程度及辨证分型选择、取穴。

### 肺胃热盛 （图5-3-1）

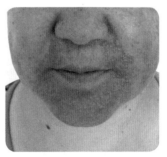

图 5-3-1　肺胃热盛证

**证候**　红斑多发于鼻尖或两翼，压之褪色，便秘，口干口渴。舌红，苔薄黄，脉弦滑。

**治则**　清泄肺胃积热。

**操作要点**　可选用坐罐法，穴位取大椎、肺俞、胃俞、大肠俞、风门、灵台等穴。施术者右手持夹有95%的酒精棉球的止血钳，点燃后在左手持的玻璃罐内绕1～3圈再抽出，并迅速将玻璃罐拔在所选腧穴上，留罐3～5分钟，待罐口内皮肤充血，色紫红时将罐起下，手法以泻为主，极速而重。

**疗程**

坐罐法1次/日，5～7次为1个疗程。

可酌情配合中药湿渍、中药面膜、耳尖放血、毫火针点刺等治疗。

## 热毒蕴肤 （图5-3-2）

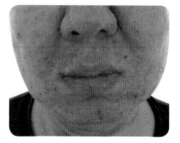

图5-3-2　热毒蕴肤证

**证候**

红斑之上痤疮样丘疹，色红，间有脓疱，毛细血管扩张明显，局部灼热，伴口干，便秘。舌红绛，苔黄。

**治则**

清热，解毒，凉血。

**操作要点**

可选用膀胱经走罐，膀胱经背俞穴。患者取俯卧位，可选用口径较大的玻璃罐，罐口要平滑，先在罐口或欲拔罐部位涂一些凡士林油膏等润滑油，将95%酒精球点燃后，将罐内空气燃尽，迅速将罐体罩吸附于皮损表面，并快速延膀胱经由上向下拉动罐体，速度每秒10～15cm，每次拉动方向一致，拉动至腰部后借助腕力将罐体与皮肤分离，其后再次将罐内空气燃尽吸附于皮损表面拉动罐体，依此法重复作用于膀胱经20次，每5次更换罐体，间歇时间不超过10秒，吸附力以罐内皮肤凸起3～4mm为度。

亦可运用坐罐法、闪罐法，患者取俯卧位，主穴取大椎、肺俞、心俞、厥阴俞等穴。闪罐后局部坐罐，具体操作方法同上。

**疗程** 走罐法1次/日，5～7次为1个疗程；坐罐闪罐法1次/日，5～7次为1个疗程。

可配合中药溻渍、中药涂擦、大椎穴放血、毫火针点刺等治疗。

## 气滞血瘀 （图5-3-3）

**证候** 红斑紫暗，刺痛，鼻部组织增生，呈结节之状，毛孔粗大，口干不欲饮，入夜尤甚。舌稍红，脉沉缓。

**治则** 活血化瘀散结。

**操作要点** 可选用刺络拔罐法，穴位取血海、膈俞、魂门、至阳等穴，施术者先将局部皮肤用碘伏棉签由内向外环形消毒皮肤（直径5cm）后，持三棱针、火针或者四号半一次性注射器针头快速点刺，手法宜轻、宜浅、宜快，使之微见出血为度，施术者右手持夹有95%的酒

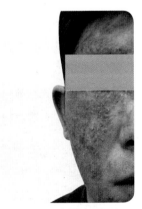

图5-3-3　气滞血瘀证

精棉球的止血钳，左手持大小适合的玻璃罐，将点燃的酒精棉球迅速探入罐底，立即抽出，迅速拔在刺络的部位，留罐5～10分钟（拔罐时间可根据出血量适当增减），待出血量达5～10ml时，取下罐后用无菌药棉擦净局部，再用碘伏对皮损处消毒以防感染。

也可采用坐罐、闪罐法，穴位取肺俞、肝俞、心俞、脾俞、血海等穴，具体操作方法同上。

刺络拔罐法，1次/隔日，2～3次1个疗程；坐罐法1次/日，5～7次1个疗程。

可配合中药湿渍、刮痧、委中穴放血等治疗。

## 五、按语

玫瑰痤疮的中医治疗根据辨证实证多、虚证少的特点，以泻实为主。发于上者，多风温、风热，或中焦蕴热上蒸，无论药石针灸，治法处方总须察循病机。至于罐法，手段虽简，但取应于经穴，必有收效，太阳经多血少气，阳明之经多气多血，于此两经中取穴，对玫瑰痤疮各期分型的治疗都有重要意义，气血一通，正如江河奔腾，所分之溪流经渠岂有壅塞成渎之理？肺胃积热上蒸者，可以坐罐从其肺胃所注背俞穴清泻而出，大椎为泻热之主穴，肺与大肠相表里，故从肺俞、胃俞、大肠俞调治，腑气通降，则热亦可从泻；热邪渐盛成毒者，必灼伤肌肤血络，络闭经阻血络张显于外，当从足太阳膀胱经疏通十二经之气血，其中游走罐尤善于活血行气，推动十二经气血流通，清热凉血，开通血络中热毒之郁闭；而本病后期，气滞血瘀者，一般为外邪与内热搏结日久，盘踞阻滞，发展至鼻赘增生形成，气血不通而至肥厚不仁，选取活血化瘀之血海、膈俞刺络强通阻滞之气血，气为血之帅，魂门、至阳温通理气，气行则血行。但通常发展至鼻赘已成者，常规的中西医治疗方法都取效缓慢，此时可考虑现代医学中激光、外科治疗，收效更快，再配合中医内外治疗从根本调治。

## 六、注意事项

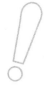

- 坐罐取罐时，一手扶罐身，一手手指按压罐口的皮肤，使空气进入罐内，火罐即可脱落，不可硬拉或拖动。

- 使用闪火法注意罐口温度避免烫伤，尤其闪罐法中单罐不宜反复使用，可两罐交替闪罐。

- 游走罐操作时注意避开背部皮肤破损部位，避免挫伤皮肤。

- 瘢痕体质禁用刺络拔罐。

- 注意刺络部位严格消毒、止血，嘱患者保持局部干燥。

- 对患有慢性贫血、凝血功能异常等基础疾病，或长期口服抗凝药物的患者禁用刺络拔罐。

- 因玫瑰痤疮患者面部皮损往往伴随感染、灼热、敏感，故刺络放血法应慎用于面部穴位。

# 第四节 油风（斑秃）

## 一、定义

> 油风是一种头发突然发生斑块状脱落的慢性皮肤病。其临床特点是脱发区皮肤变薄、光亮，感觉正常，无自觉症状。古代文献称之为"鬼舐头""鬼剃头"等。本病相当于西医的斑秃。

## 二、病因病机

由于血虚不能随气荣养皮肤，以致毛孔开张，风邪乘虚侵入，风盛血燥，发失所养而成片脱落；或因情志抑郁，肝气郁结过分劳累，有伤心脾，气血生化不足，发失所养而致；因肝藏血，发为血之余，肾藏精，主骨生髓，其华在发，肝肾不足，精血亏虚，发失所养亦为本病主要原因。

## 三、诊断要点

❶ 头发脱落，呈圆形或不规则形，小如指甲，大如钱币或更大，少数全脱落。

② 局部皮肤无炎症，平滑光亮。

③ 起病突然，无自觉症状，患者多在无意中发现。

④ 病程缓慢，可持续数年或更久。

⑤ 可发生于任何年龄，常在劳累，睡眠不足或有精神刺激后发生。

## 四、拔罐治疗

拔罐治疗前准备：依据所选部位，嘱患者取坐位或卧位，充分暴露施治部位。拔罐疗法在皮肤病治疗中常依据中医基础理论来辨证论治。

### 血虚风燥证 （图5-4-1）

 证候　突然脱发成片，偶有头皮瘙痒，或伴头部烘热，心烦易怒，急躁不安。舌质红，苔薄，脉弦。

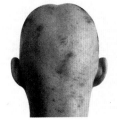

图 5-4-1　血虚风燥证

 治则　凉血息风，养阴护发。

操作要点　选用走罐法，选取膀胱经背俞穴或头部脱发处。选用口径较大的罐，最好用玻璃罐，罐口要平滑，先在罐口或欲拔罐部位涂一些中药药膏或凡士林等润滑剂，用95%酒精棉球点燃后，将罐内空气燃尽，迅速将罐体扣在皮损部位，通过罐内的负压吸附于皮损表面，并快速向皮损远心端方向拉动罐体，速度10~15cm/s，每次拉动方向一致（腰腹部可沿带脉方向），拉动至正常皮肤后借助腕力将罐体与皮肤分离，其后再次将罐内空气燃尽吸附于皮损表面拉动罐体，依此法重复作用于皮损处30次，每5~10次更换罐体，间歇时间不超过10秒，吸附力以罐内皮肤凸起约3~4mm为度。

**疗程** 走罐法1次/隔日，7次1个疗程。
可酌情配合火针、梅花针、中药淋洗等治疗。

## 气血两虚证 （图5-4-2）

**证候** 多在病后或产后头发呈斑块状脱落，并呈渐进性加重，范围由小而大，毛发稀疏枯槁，触摸易脱，伴唇白，心悸，气短懒言，倦怠乏力。舌质淡，苔薄白，脉细弱。

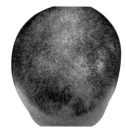

图5-4-2 气血两虚证

**治则** 益气补血，养血生发。

**操作要点** 选用坐罐法，穴位取肺俞、心俞、肝俞、脾俞、肾俞、神阙穴、气海等穴，施术者右手持夹有95%的酒精棉球的止血钳，点燃后在左手持的玻璃罐内绕1~3圈再抽出，并迅速将罐子扣在辨证选取的腧穴上，留罐3~5分钟，然后将罐起下，可单罐也可多罐，此时手法应缓慢而轻。

**疗程** 坐罐法1次/隔日，5次1个疗程。可酌情配合梅花针、中药涂擦、穴位埋线、中药淋洗等治疗。

## 气滞血瘀证 （图5-4-3）

 **证候** 病程较长，头发脱落前先有头痛或胸胁疼痛等症，伴夜多恶梦，烦热难眠。舌质暗红，有瘀点、瘀斑，苔薄，脉沉细。

 **治则** 通窍活血，祛瘀生发。

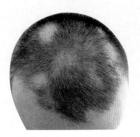

图 5-4-3 气滞血瘀证

**操作要点** 选用刺络拔罐法，穴位取太冲、血海、曲池等穴，嘱患者采取坐位或者侧卧位，以上腧穴用碘伏棉球由内向外环形消毒皮肤（直径5cm），术者以左手示指、拇指轻提并固定穴区周围皮肤，右手持小号三棱针或四号半一次性注射器针头对准穴位快速多次点刺放血后，右手持夹有95%的酒精棉球的止血钳，左手持大小适合的玻璃罐，将点燃的酒精棉球迅速探入罐底，立即抽出，迅速拔在刺络的部位，留罐3~5分钟（拔罐时间可根据出血量适当增减），待出血量达5~10ml时（根据患者体质及皮损严重程度适当增减），起罐后用消毒棉球擦净血污，再用碘伏对皮损处消毒以防感染。

 **疗程** 1次/隔日，2~3次1个疗程。
可酌情配合火针、梅花针、耳部放血、中药淋洗等治疗。

## 肝肾不足证 （图5-4-4）

**证候** 病程日久，平素头发焦黄或花白，发病时呈大片均匀脱落，

甚或全身毛发脱落；伴头昏，
耳鸣，目眩，腰膝酸软；舌质
淡，苔薄，脉细。

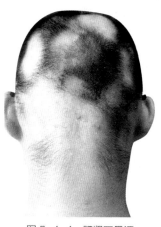

**治则**　滋补肝肾、养阴生发。

**操作要点**　选用闪罐法，穴位取肝俞、
肾俞、膈俞、太渊等穴，患
者取俯卧位，施术者右手持夹
有95%的酒精棉球的止血钳，
点燃后在左手持的玻璃罐内绕
1~3圈再抽出，并迅速将罐体吸附于所取腧穴上，然后立即
取下，再迅速拔住，反复多次地拔上起下，直至皮肤潮红为
度，根据体质辨证调整闪罐力度及时间。

**疗程**　闪罐法1次/日，5~7次1个疗程。
可酌情配合针灸、毫火针、穴位埋线、梅花针、中医淋洗等
治疗。

## 五、按语

中医学认为本病与气血虚弱、血虚风燥、肾气不足，血瘀有关，
《诸病源候论》谓："足少阴，肾之经也，其华在发。冲任之脉，为
十二经之海，谓之血海，其别络上唇口。若血盛则荣于头发，故须
发美；若血气衰弱，经脉虚弱，不能荣润，故须秃落。"《外科证治
全书·头部论治》谓："头发干枯，成片脱落，皮红光亮，痒甚，由

血燥有风所致。"《黄帝内经》云："肾气衰，则发堕齿槁。"《医林改错》云："皮里肉外血瘀，阻塞血路，新血不能养发，故发脱落。"因此拔罐、针灸应选取膀胱经穴位，膀胱经与肾经相表里，具有补益肾气之功，配以针灸选穴，头为诸阳之会，百会为足太阳经与督脉之交会穴，配以风池可疏散在表的风邪；太渊为肺之原穴，又"肺主皮毛"，膈俞为血会，二穴相配，补能益气养血，泻能活血化瘀。通过拔罐与针灸刺激经络穴位，从而使脱发区气血得以疏通，使毛发新生。

## 六、注意事项

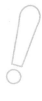

- 拔罐手法要熟练，动作要轻、快、稳、准。
- 走罐操作时注意避开局部皮肤破损部位。
- 瘢痕体质禁用刺络拔罐。
- 对凝血功能异常，或长期口服抗凝药物的患者禁用刺络拔罐。

# 第五节　面游风（脂溢性皮炎）

## 一、定义

面游风是一种因皮脂分泌过多引起的慢性、亚急性炎症性皮肤病。因其多发于面部，表现为皮肤瘙痒、脱屑，故称之为面游风。多见于青壮年或婴儿，男性多于女性。好发于皮质腺较多的部位。相当于西医的脂溢性皮炎、皮脂溢出症。

## 二、病因病机

本病由平素血燥之体，复感风热，郁久而化燥，肌肤失养；甚或风邪郁久，耗血伤阴，血虚阴伤，肌肤失养则生风化燥，表现以干性皮损为主。

或过食辛辣、肥甘、酒酪，以致脾胃运化失常，生湿生热，湿热蕴结肌肤而成，表现以湿性皮损为主。

## 三、诊断要点

本病皮损形态多样，大致分为干、湿两种类型，干性者为大小不一的斑片，基底微红，上覆以糠秕状或油腻性鳞屑，易于脱落，可伴有脱发。湿性者多发生于皮质腺分泌旺盛，皮肤异常油腻，多为红斑、糜烂、流滋，有油腻性的脱屑合结痂，常可闻及臭味，耳后和鼻部可有皲裂，严重者泛发全身，或为湿疹样皮损。

皮损多发生于皮质腺丰富的头皮、颜面、鼻唇沟、耳周、腋窝等处。常自头皮开始，向下蔓延，严重者可泛发全身，伴不同程度的瘙痒，病程缓慢。

## 四、拔罐治疗

拔罐治疗前依据治疗方法、取穴，嘱患者取坐位或俯卧位，充分暴露施治部位，根据相应辨证治则取穴定位。

### 湿热蕴结证 （图5-5-1）

 **证候** 红斑基础上黄腻痂屑较厚，瘙痒，扪之灼热，伴烦躁，口干口黏，大便黏腻。舌红，脉滑数。

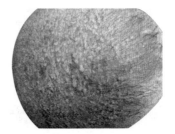

图 5-5-1 湿热蕴结证

 **治则** 清热利湿，健脾和胃。

 **操作要点** 可选用坐罐法，穴位取膏肓、阳纲、胃俞、大肠俞等主穴，施术者右手持夹有95%的酒精棉球的止血钳，点燃后在左手持的玻璃罐内绕1～3圈再抽出，并迅速将玻璃罐扣在所选腧穴上，留罐3～5分钟，待罐口内皮肤充血，色紫红时将罐起下，可单罐也可多罐，手法以泻为主，极速而重。

亦可选用膀胱经走罐，挑取口径较大、罐口光滑的玻璃罐，先在罐口和施治部位涂搽一些凡士林油膏等润滑介质，将95%酒精棉球点燃后，闪火法将罐内空气燃尽。迅速将罐体扣吸于背部膀胱经区，通过罐内的负压吸附于皮肤表面，并迅速向骶尾部方向拉动罐体，速度每秒10～15cm，每次拉动方向一致，拉动至正常皮肤后可借助腕力将罐体与皮肤分离，其后再次将罐内空气燃尽、吸附拉动罐体，依此法重复作用于背部膀胱经20次，每5次更换罐体，间歇时间不超过10秒，吸附力以罐内皮肤凸起3～4mm为度。

**疗程** 坐罐法1次/日，3～5次为1个疗程；走罐法1次/日，5～7次1个疗程。

可酌情配合中药涂擦、耳尖放血治疗。

## 风热血燥证 （图5-5-2）

**证候** 红斑色暗，皮肤干燥，糠秕状鳞屑，发枯不荣，伴瘙痒、心烦、身热、口干，大便干燥。舌红，苔薄黄，脉细缓。

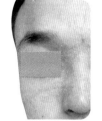

**治则** 祛风清热，养血润燥。

图 5-5-2 风热血燥证

**操作要点** 可选用刺络拔罐法，穴位取大椎、双肺俞、双风门等穴，以上腧穴用碘伏棉球由内向外环形消毒皮肤（直径5cm），术者以左手示指、拇指轻提并固定穴区周围皮肤，右手持小号三棱针或四号半注射器针头对准穴位快速多次点刺放血后，右手持夹有95%的酒精棉球的止血钳，左手持大小适合的玻璃罐，将点燃的酒精棉球迅速探入罐底，立即抽出，迅速拔在刺络的部位，留罐3~5分钟（拔罐时间可根据出血量适当增减），待出血量达5~10ml时（根据患者体质及皮损严重程度适当增减），起罐后用消毒棉球擦净血污，再用碘伏对皮损处消毒以防感染。

也可采用坐罐法，操作方法同上。

 坐罐法1次/隔日，2~3次1个疗程；坐罐法1次/日，5~7次为1个疗程。

可酌情配合中药局部熏洗、中药溻渍、放血疗法等治疗。


## 五、按语

面游风初起多为感受风热，久则风热入里；或素体脾虚，生湿蕴热，灼伤阴血，治疗时都应兼顾标本，罐法对本病的治疗尤为适宜，《素问·皮部论》中言："是故百病之始生也，必先于皮毛…邪客于皮，则腠理开。"罐法通过真空吸附作用于皮部经络，通透皮毛孔窍，疏通经络气机，推动气血运行，除邪于表而安调脏腑。辨证选穴中，泻热必取大椎，风热血燥证更需选取膀胱经及督脉中主疏风清热养血之穴，使营卫之气宣通腠理肌肤，除风散热，同时刺络放血以凉血活血，也可使伏热随血而出，卫气内守，肌肤则能得以濡润；而湿热内蕴型选取阳明经中胃俞、大肠俞等六腑所对应的背俞穴加强湿热清利之功，取"阳明多气多血，其燥土之性尤能燥湿……"，配以膀胱经游走罐使水湿下流，与热分解，皮毛得安。本病亦多发于婴幼儿，肌肤娇嫩，罐法易致损伤，且配合欠佳，应用困难，可以推拿代为疏通经穴，更为适宜。最后，本于中医"治未病"的思想，还应详细叮嘱患者调摄饮食起居、舒畅情志等方面，才能提高治疗效果、缩短病程、避免复发。

## 六、注意事项

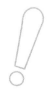

● 使用闪火法注意罐口温度避免烫伤。

● 游走罐操作时注意避开局部皮肤破损部位。

● 注意刺络部位消毒止血，嘱患者保持局部干燥。

● 对凝血功能异常，或长期口服抗凝药物的患者禁用刺络拔罐。

● 刺络拔罐后术区应保持干燥，以防感染。

# 第六章 色素障碍性皮肤病

## 第一节 白驳风（白癜风）

### 一、定义

白驳风是指皮肤变白、大小不同、形态各异的限局性或泛发性色素脱失性皮肤病。古代文献又称之为"白癜""白驳""斑白""斑驳"等。本病相当于西医的白癜风。

### 二、病因病机

本病多因气血失和，脉络瘀阻所致。如情志内伤，肝气郁结，气机不畅，复感风邪，搏于肌肤而发；或素体肝肾虚弱，或亡精失血，伤及肝肾，致肝肾不足，外邪侵入，郁于肌肤而致；或跌打损伤，化学物品灼伤，络脉瘀阻，毛窍闭塞，肌肤腠理失养，酿成白斑。

## 三、诊断要点

**1** 本病可发生于任何年龄，以青年多见，男女性别发病基本相等。

**2** 大多分布局限，也可泛发，全身任何部位的皮肤、黏膜均可发生，但以面、颈、手背为多。

**3** 皮损为大小不等、形态各异的局限性白色斑片，边缘清楚，周边皮肤较正常皮肤色素稍加深。

**4** 一般无自觉症状。少数在发疹前或同时，以及在白斑增加或扩展时有轻微瘙痒。

**5** 病程长短不一，完全自愈者较少，亦有愈后复发者。

## 四、拔罐治疗

依据皮损部位，嘱患者取坐位或卧位，充分暴露施治部位。治疗以皮损或经络为单位，局部行常规消毒，治疗手法以辨证分型为依据。

### 营卫失和证 （图6-1-1）

**证候** 初起白斑色淡，边界模糊，伴有畏寒，四肢不温，舌质淡，苔薄白，脉浮缓，大便艰涩，不易排除，小便清长。

**治则** 调和营卫，活血祛风。

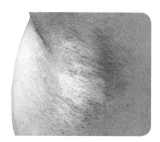

图 6-1-1 营卫失和证

选刺络拔罐法，穴位取双肝俞穴，双期门穴，皮损处阿是穴。以上腧穴用碘伏棉球由内向外环形消毒皮肤（直径5cm），术者以左手示指、拇指轻提并固定穴区周围皮肤，右手持小号三棱针或四号半注射器针头对准穴位快速多次点刺放血后，右手持夹有95%的酒精棉球的止血钳，左手持大小适合的玻璃罐，将点燃的酒精棉球迅速探入罐底，立即抽出，迅速拔在刺络的部位，留罐3～5分钟（拔罐时间可根据出血量适当增减），待出血量达5～10ml时（根据患者体质及皮损严重程度适当增减），起罐后用消毒棉球擦净血污，再用碘伏对皮损处消毒以防感染。

也可采用坐罐法，穴位取肺俞、肝俞、心俞、厥阴俞、至阳等穴，施术者右手持夹有95%的酒精棉球的止血钳，点燃后在左手持的玻璃罐内绕1～3圈再抽出，并迅速将玻璃罐扣在所选腧穴上，留罐3～5分钟，待罐口内皮肤充血，色紫红时将罐起下。

 刺络拔罐法1次/隔日，2～3次1个疗程；坐罐法1次/日，5～7次为1个疗程。

可酌情配合针灸、火针等治疗。

## 肝肾阴虚证

 白斑色暗，边界截然，脱色斑内毛发多变白，常伴头昏耳鸣，倦怠乏力，腰膝酸软，口干欲饮，心烦烘热，舌质红，苔少，脉沉细，大便稀溏，小便频数，余沥不尽。

**治则** 补益肝肾，活血祛风。

 **操作要点** 穴位取双肺俞、双肝俞、双肾俞、关元、命门等穴以及皮损阿是穴坐罐。施术者右手持夹有95%的酒精棉球的止血钳，左手持大小适合的玻璃罐，将点燃的酒精棉球，迅速探入罐底，立即抽出，迅速拔在所选腧穴，留罐15分钟（拔罐时间可根据体质辨证适当增减）。

 **疗程** 1次/日，5～7次为1个疗程。
可酌情配合艾灸治疗、火针、穴位埋线等治疗。

## 气滞血瘀证

 **证候** 白斑散在分布，无固定好发部位，皮损发展较为缓慢，常随着精神情绪变化而加剧，可伴气郁不舒，心烦不安。舌淡或有瘀斑，苔薄白，脉弦细，大便溏结不调，小便癃闭不畅。

 **治则** 活血化瘀，通经活络。

 **操作要点** 选闪罐法，穴位取局部皮损处阿是穴，患者取合适体位，充分暴露，实施术者右手持有95%的酒精棉球的止血钳，点燃后在左手持的玻璃罐内绕1～3圈再抽出，并迅速将罐子扣在应拔的部位上，然后又立即取下，再迅速拔住，反复多次地拔上起下。直至皮肤潮红为度。亦可选坐罐法：穴位取背部督脉至腰阳关，膀胱经背俞穴，具体操作方法同上。

**疗程** 闪罐法、坐罐法均是1次/日，5～7次为1个疗程。可酌情配合耳针、火针等治疗。

## 五、按语

白癜风的发生由气血失和，脉络瘀阻所致。情志内伤，肝气郁结，气机不畅，复感风邪，搏于肌肤。《医宗金鉴》谓："白癜风，肉色忽变白，并不痛痒，由风邪搏于皮肤，至令气血失和。"或因素体肝肾虚弱，或亡精失血，伤及肝肾，致肝肾不足，外邪入侵，郁于肌肤，跌打损伤，化学损伤，络脉遇阻，毛窍腠理失养，造成本病。

治疗时既要以改善局部皮损血液循环为主，又要注重调理脏腑的气血功能。营卫失和证，膈俞为血之会穴，可活血祛风，委中与血海同用，可理血合营，在这些穴位进行刺络放血联合拔罐疗法，取"治风先治血，血行风自灭"之意，可达到调和营卫，活血祛风的作用。肝肾阴虚证，肝俞穴为肝的背俞穴，肾俞穴为肾的背俞穴，关元穴位任脉与足三阴经的交会穴，可振奋肾气，三阴交为足三阴经交会穴，善调肝、脾、肾之经气，在这些穴位坐罐，可达到补益肝肾，活血祛风的功效。气滞血瘀证，穴位取局部皮损处阿是穴进行闪罐法。再配上背部督脉至腰阳关，膀胱经背俞穴坐罐达到振奋阳气，活血化瘀，通经活络的作用，进而达到治疗白癜风的效果。

## 六、注意事项

● 拔罐时间不可超过15分钟，年老体弱者拔罐时间不可超过五分钟。

● 拔罐时切忌烧至罐口，造成罐扣过热烫伤皮肤。

● 不宜在患者空腹，紧张，劳累等状态下拔罐，以免晕罐。

● 严重高血压，冠心病患者慎用，孕妇忌用。


# 第二节　黧黑斑（黄褐斑）

## 一、定义

　　黧黑斑是一种发生于颜面部位的局限性淡褐色或褐色色素改变的皮肤病。中青年女性多发，临床变现为对称分布于暴露颜面部位的色素沉着斑，平铺于皮肤表面，抚之不碍手，压制不褪色。古代文献亦称之为"肝斑"。本病相当于西医的黄褐斑。

## 二、病因病机

本病多与肝、脾、肾三脏关系密切，气血不能上荣于面为主要病机。如情志不畅，肝郁气滞，气郁化热，熏蒸于面，灼伤阴血而生；或冲任失调，肝肾不足，水火不济，虚火上炎所致；或慢性疾病，营卫失和，气血运行不畅，气滞血瘀，面失所养而成；或饮食不节，忧思过度，损伤脾胃，脾失健运，湿热内生，上熏而致病。

## 三、诊断要点

**❶** 年轻求美者多见（35岁以下），颈部线条优美，但可见纤维断裂的颈横纹。

**❷** 多分布于前额、颧部或面颊的两侧。

**❸** 皮疹为黄褐斑片深浅不定，淡黄灰色，或如咖啡，大小不等，形态各异，孤立散在，或融合成片，一般多呈蝴蝶状。

**❹** 无自觉症状。

**❺** 病程经过缓慢。

## 四、拔罐治疗

拔罐治疗前准备：依据患者皮损部位，嘱患者取坐位或者卧位，充分暴露施治位。治疗以皮损或经络为单位，局部行常规消毒，治疗手法以辨证分型为依据。

### 肝郁气滞证 （图6-2-1）

**证候** 多见女性，斑色深褐，弥散分布，伴有烦躁不安，胸胁胀痛，经前乳房胀痛，月经不调，口苦咽干，小便黄，大便秘结。舌红，苔薄，脉弦细。

疏肝理气，活血消斑。

 面部闪罐：主穴据色素部位，取穴：面部迎香穴、四白穴、太阳穴。再取斑重部位阿是穴，每次3～4主穴。配穴据辨

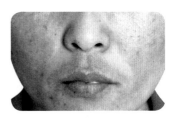

图6-2-1　肝郁气滞证

证远端取穴；肝郁气滞者加肝俞穴，嘱患者取仰卧位，施术者右手持夹有95%的酒精棉球的止血钳，点燃后在左手持的玻璃罐内绕1～3圈再抽出，并迅速将玻璃罐扣在面部行部行闪罐20～30次，尤其是色素较重的区域。

坐罐法：穴位取背俞膀胱经肺俞、膈俞、肝俞、心俞、肾俞等穴，操作者左手持大小适合的玻璃罐，将点燃的酒精棉球迅速探入罐底，立即抽出，迅速拔在刺络的部位，留罐3～5分钟把罐吸附在相应的穴位上滞留10～15分钟。

 面部闪罐1～2次/周，8次为1个疗程；坐罐法1次/日，5～7次为1个疗程。

可酌情配合穴位放血、中药面膜等治疗。

## 肝肾不足证

 斑色褐黑，面色晦暗，伴有头晕耳鸣，腰膝酸软，失眠健忘，五心烦热。舌红少苔，脉细。

 补益肝肾，滋阴降火。

**操作要点** 选刺络闪罐法，主穴取背部肝俞穴、肾俞穴。辅穴取腿部三阴交、阴陵泉穴。嘱患者取俯卧位，暴露皮肤，施术者先用碘伏由内向外环形消毒皮肤（直径5cm）捏紧患者皮肤，然后用四号半一次性注射针头或三棱针密刺手法宜轻、宜浅、宜快，使之微见出血为度，而后自上而下顺序进行闪罐，主穴出血3~5滴，配穴使皮肤潮红，起罐后用消毒棉球擦净血污。

**疗程** 1~2次/周，8次为1个疗程。

## 脾虚湿蕴证

**证候** 斑色灰褐，状如尘土附着，伴有疲乏无力，纳呆困倦，月经色淡，白带量多，小便短赤，大便秘结。舌淡胖边有齿痕，脉濡或细。

**治则** 健脾益气，祛湿消斑。

**操作要点** 选面部闪罐：嘱患者取仰卧位，主穴据色素部位取穴，面部印堂穴、迎香穴、颊车穴。再取斑重部位阿是穴，每次3~4次。配穴据辨证远端取穴，先用小号火罐在面部行闪罐20~30次，尤其是色素较重部位，具体操作方法同上。
坐罐法：穴位取神阙、关元等穴，具体操作方法同上。

**疗程** 面部闪罐1~2次/周，8次为1个疗程；坐罐法1次/日，5~7次为1个疗程。
可酌情配合中药面膜、火疗、穴位埋线等治疗。

# 气滞血瘀证

**证候** 斑色灰褐或黑褐，伴有慢性肝病，或月经色暗有血块，或痛经，小便短赤，大便臭。舌暗红有瘀斑，脉涩。

**治则** 理气活血，化瘀消斑。

**操作要点** 选刺络拔罐法：穴位取肝俞穴、肾俞穴、大椎穴、委中穴。施术者先用碘伏由内向外环形消毒皮肤（直径5cm）捏紧患者皮肤，然后用四号半一次性注射针头或三棱针扣刺，手法宜轻、宜浅、宜快，使之微见出血为度，施术者右手持夹有95%酒精棉球止血钳，左手大小适合的玻璃罐，将点燃的酒精棉球迅速探入罐底，立即抽出，迅速拔在刺络的部位。留罐3~5分钟（拔罐时间可根据出血量适当增减），待出血量达5~10ml时（根据患者体质及皮损颜色适当增减），取下罐后用无菌药棉擦净局部，再用碘伏对皮损处消毒以防感染，起罐后用消毒棉球擦净血污。

也可选膀胱经背俞穴走罐，穴位取背部督脉自大椎至腰阳关穴，挑取口径较大、罐口光滑的玻璃罐，先在罐口和施治部位涂搽一些凡士林油膏等润滑介质，将95%酒精棉球点燃后，闪火法将罐内空气燃尽。迅速将罐体扣吸于背部膀胱经区，通过罐内的负压吸附于皮肤表面，并迅速向骶尾部方向拉动罐体，速度每秒10~15cm，每次拉动方向一致，拉动至正常皮肤后可借助腕力将罐体与皮肤分离，其后再次将罐内空气燃尽、吸附拉动罐体，依此法重复作用于背部膀胱经20次，每5次更换罐体，间歇时间不超过10s，吸附力以罐内皮肤凸起3～4mm为度。

疗程　刺络拔罐法1次/隔日，2～3次为1个疗程；走罐法1次/日，5～7次1个疗程。

可酌情配合中药面膜、足底反射等治疗。

## 五、按语

《诸病源候论·面体病诸候》载："人面皮上，或有如乌麻，或如雀卵上色是也。此由风邪客于皮肤，痰饮渍脏腑，故生皮于飘。"《外科正宗·女人面生黧黑斑》载："黧黑斑者，水亏不能制火，血弱不能华肉，以致火燥结成斑黑，色枯不泽。"《外科证治全书·面尘》载："面色如尘垢，日久煤黑，形枯不泽。或起大小黑斑，与面肤相平。由忧思抑郁，血弱不华。"从以上文献可以看出，古人对此病临床症状进行了生动的描述，认为其病因既有内因，又外因，内有"忧思抑郁""水亏""血弱""痰饮"为患，外有"风邪"客于皮肤。古代医家认为此病病因病机主要为肝郁气滞，肝肾不足，脾虚湿蕴，气滞血瘀。

治疗时既要着重改善面部的气血，又要注重调理脏腑的气血功能。局部取穴可疏通面部经络，调和气血，促进病变部位的气血运行，而面部闪罐可激发经气，达到治标的目的。辨证取穴则有调整脏腑，疏通经络，消瘀散斑，达到治本的作用。

## 六、注意事项

- 拔罐时采用舒适体位，选择肌肉较丰厚部位，骨骼凹凸不平和毛发较多处不宜拔罐。
- 操作前需检查罐口周围是否光滑，有无裂痕。
- 治疗期间嘱注意避免日光暴晒。
- 严重高血压，冠心病患者慎用，孕妇禁用。

## 第三节　面尘（黑变病）

### 一、定义

面尘是一种发生于面部的色素沉着病。以面部等暴露部位发生灰褐色或蓝灰色斑片，弥漫分布，边缘不清，表面有糠状鳞屑或有痒感为临床特征。本病可发生于任何年龄，男女均可发病，但多见于中年妇女。本病属于中医学"面尘""黧黑斑"等疾病范畴。相当于西医的黑变病。

## 二、病因病机

本病多因肝郁气滞，血虚不能滋养肌肤，日光照射，染化妆品之毒，以致火毒结滞于内而成；或饮食不调，脾胃失和，肾亏血虚不能滋养肌肤而成。

## 三、诊断要点

**①** 多见于中年女性。

**②** 皮损好发于面部，尤以前额、颞及颧部明显。

**③** 为灰褐色到蓝灰色色素斑，初呈网状分布，后融合成片，其边界不清，伴毛细血管扩张，毛囊口角化及糠状鳞屑，呈"粉尘"样外观。

**④** 无明显自觉症状。

## 四、拔罐治疗

拔罐治疗前准备：依据皮损部位，嘱患者取坐位或卧位，充分暴露施治部位。治疗以皮损或经络为单位，局部行常规消毒，治疗手法以辨证分型为依据。

### 肝郁气滞证 （图6-3-1）

**证候** 情志不畅，烦躁易怒，情绪不稳，月经紊乱，经量减少，伴有血块，口苦咽干，舌质暗红，苔薄黄或黄腻，脉弦。二便正常。

**治则** 疏肝理气，活血消斑。

 **操作要点** 选面部闪罐：主穴据色素部位：额部为阳白，鼻部为印堂、迎香，颧部为颧髎、四白，颊部为颊车，再取斑重部

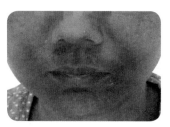

图 6-3-1 肝郁气滞证

位阿是穴，每次4～5主穴。配穴据辨证远端取穴：肝郁气滞者加太冲、行间、肝俞，施术者右手持夹有95%的酒精棉球的止血钳，点燃后在左手持的玻璃罐内绕1～3圈再抽出，并迅速将玻璃罐扣在面部行闪罐20～30次，尤其是色素较重的区域。

亦可选刺络拔罐法：穴位取肺俞、肝俞、膈俞，配胆俞、大椎、大肠俞。患者取俯卧位，以上腧穴用碘伏棉球由内向外环形消毒皮肤（直径5cm），术者以左手示指、拇指轻提并固定穴区周围皮肤，右手持小号三棱针或四号半注射器针头对准穴位快速多次点刺放血后，右手持夹有95%的酒精棉球的止血钳，左手持大小适合的玻璃罐，将点燃的酒精棉球迅速探入罐底，立即抽出，迅速拔在刺络穴位，留罐3～5分钟（拔罐时间可根据出血量适当增减），待出血量达5～10ml时（根据患者体质及皮损严重程度适当增减），起罐后用消毒棉球擦净血污，再用碘伏对皮损处消毒以防感染。

**疗程** 面部闪罐2次/周，8次为1个疗程；刺络拔罐法2次/每周，8次为1个疗程。

可酌情配合中药面膜、穴位放血等治疗。

# 肝肾不足证

**证候** 眩晕耳鸣，失眠多梦，腰膝酸软，手足心热。舌红少津，脉细数。小便黄溲，大便偏干。

**治则** 补益肝肾，滋阴降火。

**操作要点** 选背俞闪罐法，主穴取肺俞、肝俞、膈俞，配心俞、肾俞、脾俞、胃俞、小肠俞，施术者右手持夹有95%的酒精棉球的止血钳，点燃后在左手持的玻璃罐内绕1～3圈再抽出，并迅速将玻璃罐扣在以上腧穴自上而下顺序进行闪罐，皮肤微红。
面部闪罐：主穴据色素部位：额部为阳白，鼻部为印堂、迎香，颧部为颧髎、四白，颊部为颊车，再取斑重部位阿是穴，每次4～5主穴。配穴据辨证远端取穴：肝郁气滞者加太冲、行间、肝俞，脾虚湿蕴者加丰隆、三阴交、脾俞，肝肾不足者加太溪，气滞血瘀者加血海、膈俞。操作方法是：先用小号火罐在面部行闪罐20～30次（具体操作同上），尤其是色素较重的区域。

**疗程** 背俞闪罐1次/周，8次为1个疗程；面部闪罐1次/周，8次为1个疗程。
可酌情配合中药面膜、穴位埋线等治疗。

# 脾虚湿蕴证

**证候** 伴有面色不润，纳差，食后腹胀，经少色淡，舌淡苔白，脉缓弱或滑，小便清长，大便溏薄。

**治则** 健脾益气，祛湿消斑。

**操作要点** 面部闪罐：主穴据色素部位：额部为阳白，鼻部为印堂、迎香，颧部为颧髎、四白，颊部为颊车，再取斑重部位阿是穴，每次取4～5主穴。配穴据辨证远端取穴：脾虚者加丰隆、三阴交、脾俞，操作方法是：先用小号火罐在面部行部行闪罐20～30次（具体操作同上），尤其是色素较重的区域。

背俞穴走罐，嘱患者俯卧位，穴位取背部督脉自大椎至腰阳关穴，挑取口径较大、罐口光滑的玻璃罐，先在罐口和施治部位涂搽一些凡士林油膏等润滑介质，将95%酒精棉球点燃后，闪火法将罐内空气燃尽。迅速将罐体扣吸于背部膀胱经区，通过罐内的负压吸附于皮肤表面，并迅速向骶尾部方向拉动罐体，速度每秒10～15cm，每次拉动方向一致，拉动至正常皮肤后可借助腕力将罐体与皮肤分离，其后再次将罐内空气燃尽、吸附拉动罐体，依此法重复作用于背部膀胱经20次，每5次更换罐体，间歇时间不超过10秒，吸附力以罐内皮肤凸起3～4mm为度。

**疗程** 面部闪罐2次/周，8次为1个疗程；走罐法1次/日，5～7次1个疗程。

可酌情配合毫针、中药面膜等治疗。


## 气滞血瘀证

**证候** 常伴有胸胁胀满，月经腹痛，色暗有血块。舌质暗红，舌边有瘀斑，苔白，脉细。小便少，大便正常或干。

**治则** 理气活血，化瘀消斑。

 **操作要点** 选走罐法：穴位取背部督脉自大椎至腰阳关穴，具体操作方法同上。重点施术心俞、肝俞、膈俞穴，月经不调者加肾俞穴。具体操作方法同上。

面部闪罐：主穴据色素部位：额部为阳白，鼻部为印堂、迎香，颧部为颧髎、四白，颊部为颊车，再取斑重部位阿是穴，每次取4～5主穴。远端取穴：气滞血瘀者加血海、膈俞，操作方法是：先用小号火罐在面部行部行闪罐20～30次（具体操作同上），尤其是色素较重的区域。

 **疗程** 走罐法1次/隔日，7次为1个疗程；面部闪罐1次/周，8次为1个疗程。

可酌情配合三棱针点刺、穴位放血、中药面膜等治疗。

## 五、按语

中医无此病名，此病与中医学"皮于飘""面尘""鼾黑斑"描述相近。《诸病源候论·面体病诸候》载："人面皮上，或有如乌麻，或如雀卵上色是也。此由风邪客于皮肤，痰饮渍脏腑，故生皮于飘。"《外科正宗·女人面生鼾黑斑》载："鼾黑斑者，水亏不能制火，血弱不能华肉，以致火燥结成斑黑，色枯不泽。"《外科证治全书·面尘》载："面色如尘垢，日久煤黑，形枯不泽。或起大小黑斑，与面肤相平。由忧思抑郁，血弱不华。"从以上文献可以看出，古人对此病临床症状进行了生动的描述，认为其病因既有内因，又有外因，内有"忧思抑郁""水亏""血弱""痰饮"为患，外有"风邪"客于皮肤。

古代医家认为此病病因病机主要为肝郁气滞，肝肾不足，脾虚湿蕴，气滞血瘀。

治疗时既要着重改善面部的气血，又要注重调理脏腑的气血功能。局部取穴可疏通面部经络，调和气血，促进病变部位的气血运行，而面部闪罐可激发经气，达到治标的目的。辨证取穴则有调整脏腑，疏通经络，消瘀散斑，达到治本的作用。

## 六、注意事项

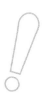

- 治疗期间注意避免日光暴晒。
- 严重高血压、冠心病患者慎用。孕妇忌用。

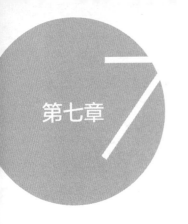

# 第七章

# 结缔组织病

## 第一节 皮痹（硬皮病）

### 一、定义

皮痹是一种以皮肤及各系统胶原纤维进行性硬化为特征的结缔组织病。其特点是皮肤进行性肿胀到硬化，最后发生萎缩。临床分为局限性和系统性两种，前者局限于皮肤，后者除皮肤外，还常累及肺、胃肠、心及肾等内脏器官。本病古代文献称之为"皮痹"。相当于西医的硬皮病。

### 二、病因病机

本病多因营血不足，外受风寒湿之邪，经络阻隔，气血凝滞；或肺、脾、肾三脏亏虚，卫外不固，腠理不密，复感寒湿之邪，经络不畅，气血失和而发病。

## 三、诊断要点

**1** 本病可发生于任何年龄，但以青、中年女性多见。

**2** 皮损好发于头面、四肢、躯干；系统性硬皮病可侵犯内脏各器官，但以消化系统、呼吸系统多见。

**3** 特征性皮损：局限性硬皮病初期为紫红色斑，慢慢扩大，颜色渐渐变淡，皮肤发硬。毳毛脱落，局部不出汗，后期皮肤萎缩，色素减退。系统性硬皮病克分为浮肿期、硬化期、萎缩期。肢端硬化症皮肤硬化仅发生于肢端。良性硬化症以皮肤钙质沉着、雷诺现象、指（趾）端皮肤硬化、毛细血管扩张为特征；若伴有食道功能障碍者，则称CREST综合征。

**4** 系统损害：系统性硬皮病可侵犯内脏各器官，但以消化系统、呼吸系统多见。循环系统、泌尿、神经、内分泌等系统也可累及。

**5** 实验室检查：轻度贫血，血中嗜酸性白细胞增多、血沉加快，血中纤维蛋白原含量明显增高，丙种球蛋白增高，血液凝固性增强。

**6** 本病大多数无内脏损害，病情进展缓慢，预后较好；若侵及内脏，呈弥漫性分布，则病情进展快，预后差，有生命危险。

## 四、拔罐治疗

拔罐治疗前准备：依据皮损部位，嘱患者取坐位或卧位，充分暴露皮损区。治疗以皮损为单位，局部行常规消毒，治疗手法以辨证分型为依据。

## 风湿痹阻证 （图7-1-1）

**证候** 多见于发病初期，皮肤浮肿，皮纹消失，紧张变厚，按之无凹陷，颜色苍白或黑褐，表面温度偏低，自觉刺痛或麻木，肢端青紫、苍白，遇寒冷或情绪激动时加剧，伴有关节痛，或有月经不调，经来腹痛，经血暗紫，舌紫暗，苔薄白，脉濡细。

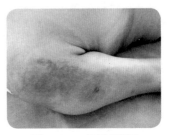

图 7-1-1　风湿痹阻证

**治则** 祛风除湿，活血通络。

**操作要点** 坐罐法，穴位选取肺俞、脾俞、肾俞、气俞、关元俞等穴，操作者左手持大小适合的玻璃罐，将点燃的酒精棉球迅速探入罐底，立即抽出，迅速拔在刺络的部位，留罐3～5分钟把罐吸附在相应的穴位上滞留10～15分钟。

**疗程** 坐罐法1次/日，5～7次为1个疗程。
可酌情配合中药热奄包治疗、中药蒸汽浴、火疗、针灸等治疗。

## 气滞血瘀证

**证候** 皮肤变硬，有蜡样光泽，皮肤皱褶不显，皮损处色素加深，或间有色素减退斑，伴有毛细血管扩张，肌肤甲错，毛发干枯脱落，面部表情呆板，眼睑、口部张合受到限制，胸部有紧束感，手指曲伸困难，关节活动不利，口唇青紫变薄，可伴胸闷、心悸，腰痛、血尿、皮下有包块结节，女性月经量少夹有血块，闭经。舌紫暗或有瘀点、瘀斑，舌下静脉怒张，苔薄，脉细涩。

 **治则** 活血软坚，化瘀通络。

 **操作要点** 可选用走罐法，一般用于面积较大，肌肉丰厚的部位，如腰背部、大腿部或背部膀胱经走罐。嘱患者俯卧位，穴位取背部督脉自大椎至腰阳关穴，挑取口径较大、罐口光滑的玻璃罐，先在罐口和施治部位涂搽一些凡士林油膏等润滑介质，将95%酒精棉球点燃后，闪火法将罐内空气燃尽。迅速将罐体扣吸于背部膀胱经区，通过罐内的负压吸附于皮肤表面，并迅速向骶尾部方向拉动罐体，速度每秒10～15cm，每次拉动方向一致，拉动至正常皮肤后可借助腕力将罐体与皮肤分离，其后再次将罐内空气燃尽、吸附拉动罐体，依此法重复作用于背部膀胱经20次，每5次更换罐体，间歇时间不超过10秒，吸附力以罐内皮肤凸起3～4mm为度。

亦可用刺络拔罐法，皮损在肌肉丰厚的部位，如腰背部、大腿部或背部，穴位取局部阿是穴，头面部、四肢远端者可取曲池、委中、足三里、手三里、足临泣等穴，施术者先用碘伏由内向外环形消毒皮肤（直径5cm）捏紧患者皮肤，然后用四号半一次性注射针头或三棱针扣刺，手法宜轻、宜浅、宜快，使之微见出血为度，施术者右手持夹有95%酒精棉球止血钳，左手大小适合的玻璃罐，将点燃的酒精棉球迅速探入罐底，立即抽出，迅速拔在刺络的部位。留罐3～5分钟（拔罐时间可根据出血量适当增减），待出血量达5～10ml时（根据患者体质及皮损颜色适当增减），取下罐后用无菌药棉擦净局部，再用碘伏对皮损处消毒以防感染。

**疗程** 走罐法1次/日，5～7次1个疗程；刺络拔罐法1次/隔日，2～3次1个疗程。

可配合中药蒸汽浴、火疗、针灸、中药封包、热熨疗法等治疗。

## 肺脾气虚证

**证候** 皮肤如革，干燥，甚则皮肤萎缩，皮纹消失，毛发脱落，伴疲倦乏力，体重减轻，纳差，便溏。舌胖淡嫩，边有齿印，苔薄白，脉细弱或沉缓。

**治则** 健脾益肺，活血通络。

**操作要点** 闪罐法，穴位取局部阿是穴或者肺俞、脾俞、关元俞、气海俞、膀胱俞等穴，患者取俯卧位，充分暴露，实施术者右手持有95%的酒精棉球的止血钳，点燃后在左手持的玻璃罐内绕1～3圈再抽出，并迅速将罐子扣在应拔的部位上，然后又立即取下，再迅速拔住，反复多次地拔上起下。直至皮肤潮红为度。

**疗程** 1次/日，5～7次1个疗程。

可酌情配合火疗、中药热奄包、中药封包、穴位埋线等治疗。

# 脾肾阳虚证

**证候** 多见于局限性硬皮病萎缩期或系统性硬皮病后期，表情淡漠，呈假面具样，鼻尖如削，口唇变薄，颜面灰白，口周放射状沟纹，牙龈萎缩，松弛易脱落，胸部皮肤坚硬，状如披甲，呼吸受限，手如鸟爪，骨节隆起，出现溃疡，关节强直，活动困难；常伴有畏寒肢冷无汗，纳呆，吞咽不畅，便溏，胁痛腹胀，胸闷心悸，头昏目眩，腰膝酸软，神疲劳倦，遗精阳痿或妇女月经涩滞或闭经。舌淡胖有齿印，苔薄，脉沉紧或迟缓，或沉细无力。

**治则** 健脾益肾，温阳活血。

**操作要点** 选用药罐坐罐法，穴位取大杼、肺俞、脾俞、膈俞、肾俞、关元俞、三焦俞等穴，将竹罐罐口朝下放入药汤（药物组成：（草乌、干姜各90g，赤芍30g，白芷30g，制南星30g，肉桂15g）煮沸2分钟，当罐内充满沸腾的热药水汽时，用镊子迅速取出竹罐，甩净或用干毛巾吸附沸水滴，随及紧扣在患者腧穴上，然后覆盖衣服保温，留罐8分钟左右取罐。

**疗程** 1次/日，5～7次1个疗程。
可酌情配合穴位埋线、针灸、中药熏洗疗法、中药封包等治疗。

## 五、按语

皮痹之名始见于《内经》，在《素问·痹论》中曰："风寒湿三气杂至，合而为痹……以秋遇此者为皮痹。"其后隋·巢元方《诸病源候论》:"痹者……其状肌肉顽厚,或肌肉酸痛……气虚则受风湿而成此病,日久不愈入于经络,搏于阳经,亦变全身手足不隧。"认为本病的发生和发展是由于气血不足、卫外不固,兼外感风寒湿邪,阻于皮肤肌肉之间,以致经络阻隔,气血凝滞而发病。或因脾肾阳虚,卫外不固,腠理不密,复感风寒,寒凝血瘀,肌肤失养,久则气血两亏而发病。也确立了以祛风除湿、健脾益肺脾肾、活血通络等为主要治法。背部腧穴,属膀胱经络肾脉,邻督脉而行,督脉为诸阳之会,腧穴排列拔罐治疗,由腧穴经皮肤达脉络,具有通宣阳气、祛风通络、调节气血、平衡阴阳的作用,故在本病的治疗中运用广泛,中医外治特色疗法罐法,通过施治于皮损局部,以祛风散寒、疏通经络、行气活血,同时配合相关配穴等综合治疗,提高临床疗效。

## 六、注意事项

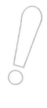

● 操作中防止损伤皮肤。用闪火法时,酒精棉球要挤干,防止酒精滴落,烧伤皮肤,注意罐口的完整性,防止划伤皮肤。

● 走罐多在肌肉丰厚处。

● 忌用于高热抽搐及凝血机制障碍及皮肤过敏、溃疡、水肿、大血管处。

● 忌用于孕妇的腹部及腰骶部。

[1] 刘红霞. 皮肤病中医外治技法[M]. 北京：人民军医出版社，2012：66-71.

[2] 于新杰. 拔罐疗法用于疖肿治疗的体会[J]. 中医杂志，2010，51（S2）：239-240.

[3] 李丹丹，孟向文，刘华朋，朱成慧，朴盛爱. 拔罐疗法作用机理研究概述[J]. 辽宁中医杂志，2014，41（11）：2506-2508.

[4] 赵炳南. 简明中医皮肤病学[M]. 北京：中国中医药出版社，2014：97-98

[5] 陈红风. 中医外科学[M]. 北京：中国中医药出版社，2016：150-151

[6] 任花，李晶. 闪罐、走罐、刺络拔罐疗法在周围性面瘫治疗中的应用[J]. 环球中医药，2015，8（12）：1511-1512.

[7] 莫松雅，李斌如，毛红蓉，尹莹. 刺络拔罐联合火针治疗慢性湿疹21例[J]. 中医外治杂志，2017，6（26）：40-41.

[8] 才源. 针刺配合走罐治疗慢性湿疹30例疗效观察[J]. 国医论坛，2013，28（1）：30.

[9] 戚红亮，独取督脉配合刺络拔罐治疗慢性荨麻疹[J]. 上海针灸杂志，2013，32（10）：868

[10] 中华中医药学会皮肤科专业委员会，瘾疹（荨麻疹）中医治疗专家共识[J]，中国中西医结合皮肤性病学杂志，2017，16（3）：274-275

[11] 龚磊，拔火罐疗法治疗特应性皮炎25例临床观察[J]. 中西医结合与祖国医学 2016，20（8）：1094-1095

[12] 傅祖伟，傅安. 刺络拔罐法治疗特应性皮炎临床观察[J]. 新中医. 2016，44（2）：79-81

[13] 中华中医药学会皮肤科分会. 皮肤瘙痒症中医治疗专家共识[B]. 中国中西医结合皮肤性病学杂志. 2017（2）：189-190.

[14] 杨永斌，刺络拔罐配合中药湿敷治疗颜面再发性皮炎的疗效观察[J]. 中国医疗美容. 2015，3：127-128

[15] 杨琴俊，王彩芳. 自学放血疗法配合背部走罐治疗神经性皮炎临床观察[B]. 中外医学研究. 2017（3）133-134.

[16] 王文霞，张春艳. 火针为主治疗神经性皮炎体会[J]. 中国中医基础医学杂志. 2015（1）: 83-83.

[17] 徐梦，赵利华. 走罐法在皮肤病治疗中的应用概况[J]. 实用中医药杂志，2012，28（4）: 328-329.

[18] 赵炳南. 简明中医皮肤病学[M]. 北京: 中国中医药出版社，2014. 1: 181-182.

[19] 周洋，吴军."瘀"治结节性痒疹[J]. CJCM 中医临床研究，2015，7（35）: 59-60.

[20] 阚丽君，王淑荣. 刺血拔罐治疗寻常型银屑病79例[J]. 中国中医药科技，2012，19（4）: 296

[21] 丰靓，郭菲，吉燕，等. 以走罐疗法为主治疗血瘀证斑块状银屑病临床研究[J]. 中华中医药杂志，2014，29（10）: 3343-3345